高等院校数字化融媒体特色教材

护理学专业创新人才培养系列教材

内科护理学实训指导

主　编　孙曙青　洪少华

编　者（按姓氏笔画为序）

　　　　朱碧华（杭州师范大学医学院）

　　　　孙曙青（杭州师范大学医学院）

　　　　姜江芬（浙江大学医学院附属邵逸夫医院）

　　　　洪少华（杭州师范大学钱江学院）

　　　　袁静云（浙江大学医学院附属第一医院）

　　　　裴紫燕（杭州师范大学钱江学院）

ZHEJIANG UNIVERSITY PRESS

浙江大学出版社

高等院校数字化融媒体特色教材
护理学专业创新人才培养系列教材
出 版 说 明

2016 年 3 月公布的《中华人民共和国经济和社会发展第十三个五年规划纲要》专门用一章来系统阐述推进"健康中国"建设的重大决策部署,提出全面深化医药卫生体制改革、健全全民医疗保障体系、提升基层医疗卫生服务能力、加强重大疾病预防和基本公共卫生服务、加强妇幼卫生保健及生育服务、完善医疗服务体系等,这就需要一大批高素质、创新型、能力强、知识结构立体化、能胜任各种医疗卫生保健任务、在各类各层次健康服务机构工作的护理专业人才作为支撑,对高等院校护理专业人才培养改革提出了内容广泛的研究课题。同时,也使护理学专业的学生具有广阔的就业前景。

为了满足"十三五"时期社会对高素质护理专业人才的需求,在相关部门的协助和支持下,编委会在调研各兄弟院校、各级医疗卫生机构的基础上,并充分领会教育部、国家卫生计生委相关文件精神,同时结合护理学专业教学特点、综合的知识结构、前沿的健康理念、开放的工作场景和丰富的知识体系,认识到迫切需要组织编写一套适应"健康中国"建设需要、适应医疗卫生事业发展、能够反映社会对护理专业人才培养质量要求的规划教材,将教师多年教学成果进行总结、出版,切实提高护理学的教学质量,为学生胜任一线工作夯实基础。

本系列教材的编写特色如下:

1. 指导思想。 本系列教材是一套理论基础扎实,以实践能力培养为核心,以创新型护理专业人才培养所必需的知识体系为要素,吸收现代医学发展的最新成果。

2. 编写目标。 以培养具有良好的敬业精神和职业道德、扎实的临床基本技能、较强的实践能力的护理专业人才为目标。

3. 能力培养。注重建立以学生为主体、教师为主导的新型教学关系，促进学生从记忆型、模仿型向思考型、创新型转变。

4. 数字化融媒体。知识点呈现深入浅出，表达形式活泼。利用"互联网＋"技术建设立方书教学平台，以嵌入二维码的纸质教材为载体，将教材、课堂、教学资源三者融合，实现线上线下结合的教学模式，读者只要用手机扫描"二维码"，就可以随时随地学习和查阅，做到边学习、边操作，给人以形象生动、易学易懂的直观感受。

这套精心策划、认真组织编写和出版的系列教材得到了广大从事护理专业教学和研究的教师的大力支持，希望能对培养具有不断创新的能力、适应社会发展需要的复合型护理专业人才做出应有的贡献。

《护理学专业创新人才培养系列教材》编委会

高等院校数字化融媒体特色教材
护理学专业创新人才培养系列教材

编委会名单

前　言

　　调动学生学习的主动性、积极性、创造性,重视学生能力的培养是当今教学改革的主旋律。作为老师不仅要传授最基本、最核心的理论知识,更重要的是应努力教给学生如何提高各种学习能力,包括自学能力(查阅文献资料能力)、科学思维能力(分析、综合、想象和创造能力)、动手能力(实验设计和基本操作能力)、表达能力(语言、文字、图表及整理统计能力)等。

　　《内科护理学实训指导》以内科护理学综合实训项目为主要内容,体现三基(基本方法、基本操作、基本技能)、五性(创新性、科学性、先进性、启发性、实用性)原则,围绕应用型专业培养目标。编写时着眼于教材的实用性和适宜性,以整合创新、注重应用、联系临床为导向,有所侧重、有所取舍地介绍了内科护理学的实训、实习内容。本书详细叙述了有关实训项目的基本原理、操作方法、注意事项及思考题。开设综合性实训项目,开展进展性、启发性个案教学,结合临床实际,以培养学生的临床应用能力为目的。在编写体例上,采用案例教学法,以临床实际案例为基础,以问题为主线,力求通过对问题的思索和讨论,启发学生的思维,激发学生的学习兴趣,加深对实训内容与知识点的理解,以拓展学生的基础理论知识,从而提高其在临床实践中对临床护理知识的应用与创新能力。

　　本书在编写过程中,参考了许多专家学者的相关著作,得到许多学校与医院的大力配合,在此一并表示诚挚的感谢。由于编者能力和水平有限,书中难免存在错误与疏漏,恳请专家、使用本教材的师生和护理界同仁给予批评指正。

编　者

2016 年 7 月

目　　录

第一章　呼吸系统疾病患者的护理

第一节　呼吸系统常用护理技术

【实训要求】　通过呼吸系统常用护理技术的实训操作,掌握呼吸功能锻炼、胸部叩拍法、体位引流、峰流速仪使用、胸腔穿刺的配合、认识非机械通气氧疗器具等专科操作的目的、操作流程、注意事项,加强操作能力。

实训一　呼吸功能锻炼

一、实训目的

通过实训,学会呼吸功能锻炼的操作,熟悉呼吸功能锻炼的目的,掌握呼吸功能锻炼的注意事项。

二、知识链接

1. 原理　慢性阻塞性肺疾病(COPD)患者需要增加呼吸频率来代偿呼吸困难,这种代偿依赖于辅助呼吸肌参与,即胸式呼吸。然而胸式呼吸效能低于腹式呼吸,患者易于疲劳。开展有效的呼吸功能训练以加强胸、膈呼吸肌的肌力和耐力,改善患者肺功能,增加呼吸肌力,促进肺膨胀。

2. 适应证　适用于 COPD、肺功能差的患者。

3. 禁忌证　无明显禁忌证。

三、操作步骤

1. 实训准备　向患者解释呼吸功能锻炼的目的、过程和注意事项。

2. 操作流程

(1)腹式呼吸法:

1)可选择立位、坐位或平卧位。初学者以半卧位最适合。

2)两膝半屈(或在膝下垫一个小枕头)使腹肌放松,两手分别放在前胸和上腹部,用鼻子缓慢吸气时,膈肌松弛,置于腹部的手有向上抬起的感觉,而置于胸部的手则原位不动;呼气时,腹肌收缩,置于腹部的手有下降感。

3)吸气时让腹部凸起,吐气时腹部凹入。

4)患者可每天进行练习,每次做 5～15min,每次训练以 5～7 次为宜,逐渐养成平稳而缓慢的腹式呼吸习惯。

(2)缩唇呼气法:

1)以鼻吸气、缩唇呼气,在呼气时,收腹,胸部前倾,口唇缩成吹口哨状,使气体通过缩窄的口型缓缓呼出。

2)吸气与呼气时间比为 1∶2 或 1∶3。要尽量做到深吸慢呼,缩唇程度以不感到费力为适度。每分钟 7～8 次,每天锻炼两次,每次 10～20min。

3.注意事项

(1)呼吸要深长而缓慢,尽量用鼻而不用口。训练腹式呼吸有助于增加通气量,降低呼吸频率,还可增加咳嗽、咳痰能力,缓解呼吸困难症状。

(2)腹式呼吸法和缩唇呼气法能加强胸、膈呼吸肌的肌力和耐力,且简便易行,可随时进行。

四、思考与讨论

COPD 急性发作期可以进行呼吸功能锻炼吗?

五、延伸阅读
有效呼吸功能锻炼的重要性

在正常情况下,吸入气体与肺血流的分布是不均匀的,肺泡通气也不均匀。这种局部通气不均,使得肺上部与肺下部的肺泡大小不相等,肺上部者大,肺下部者较小,这种生理现象提示人们经常做深呼吸动作的必要性。当呼吸道有炎症或肺部疾病时,必然加重这种分布的不均等。因此,加强对卧床或术后患者行有效呼吸功能锻炼显得尤为重要。

实训二　胸部叩拍法

一、实训目的

通过实训,学会胸部叩拍法的操作,熟悉胸部叩拍法的目的,掌握胸部叩拍法的注意事项。

二、知识链接

1.原理　轻击背部,使聚积的分泌物松动,并使其移动,易于咳出或引流,促进肺部疾病康复,预防肺部感染。

2. 适应证 适用于体弱久病、长期卧床、排痰无力者排出痰液。

3. 禁忌证 未经引流的气胸、肋骨骨折、有病理性骨折史、咯血、低血压及肺水肿等患者。

三、操作步骤

1. 实训准备 向患者解释胸部叩拍法的目的、过程和注意事项,测量生命体征。听诊器、单层薄布、口腔护理用物(清洁碗、温开水、口腔护理棉棒、脸盆、毛巾、污物碗)、血压计。

2. 操作流程

(1)洗手、环境准备(冬天室温宜调整到18℃以上,用床帘遮挡)。

(2)听诊肺部呼吸音,明确病变部位。

(3)协助患者侧卧或取坐位。

(4)用单层薄布(或以患者单层内衣)保护胸廓,避免直接叩击引起皮肤发红。注意覆盖物不宜过厚,以免降低叩击效果。

(5)以两手(或单手,另一手扶住患者)手指弯曲并拢,使掌侧呈杯状,以手腕力量,从肺底自下而上,由外向内,迅速而又有节律地叩击胸壁,振动气道,每一肺叶叩击1～3min,每分钟120～180次,叩击时发出一种空而深的拍击音则表明手法正确。叩击力量适中,以患者不感到疼痛为宜,每次叩击时间5～15min。

(6)协助患者休息,口腔护理,去除口腔异味;告知30min后才能进餐;询问患者感受,观察痰液情况,复查生命体征,听诊肺部呼吸音并记录。

3. 注意事项

(1)叩击不可在裸露的皮肤上进行,也不可使患者感到疼痛。

(2)叩击时避开乳房、心脏、骨突出部位(脊椎、肩胛骨、胸骨)以及衣服拉链、纽扣等硬物。

(3)操作时应密切注意患者的反应,如患者出现头晕、气喘、出汗、主诉不适等情况,应停止叩击,协助患者取舒适体位休息,观察并对症处理。

四、思考与讨论

如果在胸部叩拍过程中患者出现出汗、脉搏细弱、头晕、血压下降,请问可能发生什么情况,如何处理?

五、延伸阅读

胸部叩拍与振动排痰相结合

医院现在也采用胸部叩拍与振动排痰相结合的方法。单纯的人工拍背引起的振动力度往往达不到理想的效果,且不能保证力量的均匀和频率的稳定。一些年老体弱、咳痰无力的患者以及意识障碍的患者自主咳痰存在一定的困难。振动排痰机运用物理治疗原理,其作用力可透过皮层、肌肉、组织传达到细小支气管。利用振动排痰机在患者胸背部特定方向周期性变化的治疗力促使呼吸道黏膜表面黏液和代谢物松动、液化,同时利用振动排痰机的定向推挤作用,使已液化的痰液向主气道移动,并辅以人工胸部叩拍,可有效促使痰液排出。振动排痰机所产生的叩击和振动能改善肺部的血液循环,预防静脉淤滞,并能增强咳嗽反射,有效清除呼吸道分泌物,减少细菌感染,保证呼吸道通畅,大大提高了患者的生活质量。

六、在线学习

1. 呼吸系统常用护理技术 1:胸部叩拍法(PPT)

学习心得:＿＿＿＿＿＿＿＿＿＿＿＿＿＿＿＿＿＿＿＿＿

＿＿＿＿＿＿＿＿＿＿＿＿＿＿＿＿＿＿＿＿＿＿＿＿＿＿＿

＿＿＿＿＿＿＿＿＿＿＿＿＿＿＿＿＿＿＿＿＿＿＿＿＿＿＿

二维码 1

2. 胸部叩拍法(视频)

学习心得:＿＿＿＿＿＿＿＿＿＿＿＿＿＿＿＿＿＿＿＿＿

＿＿＿＿＿＿＿＿＿＿＿＿＿＿＿＿＿＿＿＿＿＿＿＿＿＿＿

＿＿＿＿＿＿＿＿＿＿＿＿＿＿＿＿＿＿＿＿＿＿＿＿＿＿＿

二维码 2

实训三　体位引流

一、实训目的

通过实训,学会体位引流的操作,熟悉体位引流的目的,掌握体位引流的注意事项。

二、知识链接

1. 原理　体位引流是指患者采取合适的体位,使肺部病变部位处于高位,引流支气管的开口向下,促使痰液借重力作用,顺体位引流痰液从支气管咳出的一种有效疗法。体位引流促进气道分泌物的清除,可改善肺内通气/血流。

2. 适应证　适用于肺脓肿、支气管扩张等有大量痰液排出不畅者;支气管碘油造影检查前后。

3. 禁忌证　呼吸衰竭、有明显呼吸困难和发绀者;咯血患者;近1~2周内曾经有大咯血史;严重心血管疾病;或年老体弱不能耐受者。

三、操作步骤

1. 实训准备　向患者解释体位引流的目的、过程和注意事项,测量生命体征,听诊肺部明确病变部位。备好排痰用纸巾或(和)一次性容器。

2. 操作流程

(1)根据病变部位采取不同姿势做体位引流。对于病变在下叶、舌叶或中叶者,取头低足高略向健侧卧位;如病变在上叶,则采取坐位或其他适当姿势,以利引流(表1-1)。

(2)引流时,瞩患者间歇做深呼吸后用力咳嗽,护理人员扣拍患者胸或背部,直到痰液排尽,或使用振动排痰机,将聚积的分泌物松动,并使其移动,易于咳出或引流。每日3~4次,每次15~30min。

(3)若有两个以上病变部位,先从痰液较多的部位开始,然后再进行另一部位。

(4)引流后护理:帮助患者取舒适体位休息,做好口腔护理。观察并记录痰量,听诊肺部呼吸音改变,评价体位引流效果。监测生命体征,询问患者有无不适。

表1-1　不同肺段病变的引流体位

肺叶	肺段	引流体位
右上叶	尖段	坐位,按病灶部位向前、向后或侧向倾斜
	前段	仰卧,右侧稍垫高
	后段	左侧卧位,向腹侧旋转45°
左上叶	尖后段	坐位,向前、向右微倾斜
	舌段	仰卧,胸腹向右旋转45°
右中叶	内、外侧段	仰卧,胸腹向左旋转45°
肺下叶	背段	俯卧,头低脚高位
	前基底段	仰卧,头低脚高位
	侧基底段	患侧向上侧卧,头低脚高位
	后基底段	俯卧,头低脚高位

3. 注意事项

(1)引流应在饭前进行,一般在早晚进行,因饭后易致呕吐。

(2)说服患者配合引流治疗,引流时鼓励患者适当咳嗽。

(3)引流过程中注意观察患者,有无咯血、发绀、头晕、出汗、疲劳等情况,如有上述症状应随时终止体位引流。

(4)引流体位不宜刻板执行,必须采用既能让患者接受,又易于排痰的体位,基本的原则是使病变部位在上,引流支气管开口的位置在下。

四、思考与讨论

患者有颅内高压,体位引流可以采用头低脚高位吗?

五、延伸阅读

体位改变及其对机体的影响

1. 体位改变与肺容量

(1)从直立到仰卧位,功能残气量减少约 1000mL;从仰卧到垂头仰卧位,其量变化不大。

(2)平卧时,横膈背部受力大于前面;俯卧时正相反;侧卧时,受压横膈受力大于上面。受力大的部位肺灌注相对增加。

(3)机械通气时,机械正压增加横膈的被动运动。受压部位肺的血流增加,通气减少,尤见于一些长时间不更换体位和持续低容量通气的患者。人体正常直立位及经常变换的体位对获得最佳的通气/血流比例十分重要。

2. 体位、氧合、顺应性　对原有肺部疾患或肺部手术后患者,侧卧位,压迫患侧肺时,PaO_2 下降,需加用正压通气才能改善氧合。压迫健侧肺时,PaO_2 相对增加,肺顺应性增加,从而提供了单侧肺病变的患者体位改变对改善氧合的生理学基础。

3. 体位与颅内压　体位的改变,特别是当患者咳嗽和处于头低位时,可使颅内压升高,这使对脑外伤及开颅术后患者做头低位的体位引流成为禁忌。

六、考核评分标准

体位引流考核评分标准如表 1-2 所示。

表 1-2　体位引流考核评分标准

项目与分值	技术操作要求	分值	得分
护理评估(5 分)	患者生命体征、意识状态	5	
护理计划(25 分)	向患者说明操作目的及过程	10	
	患者掌握深呼吸及有效咳嗽的方法	10	
	用物准备	5	
操作实施(60 分)	核对患者姓名、床号	5	
	根据病变部位不同协助患者取易于排出痰液的体位	30	
	引流中观察患者呼吸、心率、神志、痰量等情况	5	
	引流完毕,协助患者漱口,取舒适体位	10	
	整理用物,洗手,记录	10	
护理评价(10 分)	操作中注意与患者沟通	5	
	操作中体现对患者的人文关怀	5	
	总　分	100	

七、在线学习

呼吸系统常用护理技术 2:体位引流法(PPT)

学习心得:_____

_____

_____

_____

二维码 3

实训四　胸腔穿刺

一、实训目的

通过实训,了解胸腔穿刺的操作过程,熟悉胸腔穿刺操作过程,掌握胸腔穿刺术前、术后的护理注意事项。

二、知识链接

1. 原理　取胸腔积液进行一般性状检查、生化检查、显微镜检查和细菌学检查,明确积液的性质,寻找引起积液的病因;抽出胸膜腔的积液和积气,减轻液体和气体对肺组织的压迫,使肺组织复张,缓解患者的呼吸困难等症状;抽吸胸膜腔的脓液,进行胸腔冲洗,治疗脓胸;胸膜腔给药,可向胸腔注入抗生素或者抗癌药物。

2. 适应证

(1)诊断性:原因未明的胸腔积液,可做诊断性穿刺,做胸水涂片、培养、细胞学和生化检查以明确病因,并可检查肺部情况。

(2)治疗性:通过抽液、抽气或胸腔减压治疗单侧或双侧胸腔大量积液、积气产生的压迫、呼吸困难等症状;向胸腔内注射药物。

3. 禁忌证

(1)体质衰弱、病情危重难以耐受穿刺术者。

(2)对麻醉药过敏者。

(3)凝血功能障碍,严重出血倾向,有精神疾病或不合作者,穿刺部位或附近有感染者。

三、操作步骤

1. 实训准备　了解、熟悉患者病情。与患者家属谈话,告知操作目的、大致过程、可能出现的并发症等,并签署知情同意书。器械准备:胸腔穿刺包、无菌胸腔引流管及引流瓶、碘酒、酒精、麻醉药、无菌棉球、手套、洞巾、注射器、纱布及胶布。

2. 操作流程

(1)体位:患者取坐位,面向椅背,两前臂置于椅背上,前额伏于前臂上。不能起床的患者可取半坐位,患者前臂上举抱于枕部。

（2）选择穿刺点:选在胸部叩诊实音最明显部位进行,胸液较多时一般常取肩胛线或腋后线第 7～8 肋间;有时也选腋中线第 6～7 肋间或腋前线第 5 肋间为穿刺点。包裹性积液可结合 X 线或超声检查确定,穿刺点用蘸甲紫(龙胆紫)的棉签或其他标记笔在皮肤上标记。

（3）操作程序:

1）常规消毒皮肤:以穿刺点为中心进行消毒,直径 15cm 左右,共 3 次。

2）打开一次性使用胸腔穿刺包,戴无菌手套,覆盖消毒洞巾,检查胸腔穿刺包内物品,注意检查胸穿针与抽液用注射器连接后是否通畅,同时检查是否有漏气情况。

3）助手协助检查并打开 2% 利多卡因安瓿,术者以 5mL 注射器抽取 2% 利多卡因 2～3mL,在穿刺部位由表皮至胸膜壁层进行局部浸润麻醉。如穿刺点位于肩胛线或腋后线,肋间沿下位肋骨上缘进麻醉针;如穿刺点位于腋中线或腋前线,则取两肋之间进针。

4）将胸穿针与抽液用注射器连接,并关闭胸穿针尾部的开关以保证闭合紧密不漏气(有的胸穿包内抽液用注射器前端为单向活瓣设计,也可以不关闭开关,视具体情况而定)。术者以一手示指与中指固定穿刺部位皮肤,另一只手持穿刺针沿麻醉处缓缓刺入,当针锋抵抗感突然消失时,打开开关使其与胸腔相通,进行抽液。助手用止血钳(或胸穿包的备用钳)协助固定穿刺针,以防刺入过深而损伤肺组织。注射器抽满后,关闭开关,排出液体至引流袋内,记录抽液量。

5）抽液结束后拔出穿刺针,局部消毒,覆盖无菌纱布,稍用力压迫片刻,用胶布固定。

（4）术后护理:

1）术后嘱患者卧位或半卧位休息半小时,测血压并观察有无病情变化。

2）根据临床需要的检验单,分送标本。

3）清洁器械及操作场所。

4）做好穿刺记录。

3. 注意事项

（1）对精神紧张者,可于术前半小时给地西泮 10mg 或可待因 0.03g,以镇静止痛。

（2）操作中应密切观察患者的反应,如患者出现头晕、面色苍白、出汗、心悸、胸部压迫感或剧痛、晕厥等胸膜过敏反应,或出现连续性咳嗽、气短、咳泡沫痰等现象时,立即停止抽液。

（3）一次抽液不应过多、过快。诊断性抽液,50～100mL 即可。减压抽液,首次不超过 600mL,以后每次不超过 1000mL。

（4）严格执行无菌操作,操作中要始终保持胸膜负压,防止空气进入胸腔。

（5）操作前、后测量患者生命体征,操作后嘱患者卧位休息 30min。

四、思考与讨论

胸腔穿刺术后可能的并发症有哪些,如何处置?

五、延伸阅读

胸膜腔穿刺负压引流

对于包裹性积液或中小量积液、肥胖或胸膜肥厚的患者,采用传统胸膜腔穿刺方法,穿刺成功率不高,且容易出现并发症。

目前,对于这类患者,常采用胸膜腔穿刺负压引流,其原理主要是利用中心负压持续吸引,抽取真空,使灭菌消毒的空玻璃瓶处于真空(负压)状态。而当各种原因引起的胸膜腔内积液时,其潜在性空腔不复存在,腔内负压亦随之消失,当呈负压的穿刺针一旦进入胸膜腔时,其内气体或液体便会流向呈负压的真空瓶,此指标可帮助判断穿刺针是否已进入胸膜腔内,避免穿刺针过深引起脏器的损伤。

优点:可以单人独立操作,节省人力。操作过程完全处于密闭状态,无须用注射器反复抽吸,减少了胸膜腔污染的可能。对判断胸穿针是否进入胸膜腔有一客观指标,克服了传统胸穿针只凭术者经验和手感来判断,避免了穿刺针因进入过深导致脏器损伤,提高了穿刺成功率和穿刺的安全性。中心负压调节一般不超过 0.03～0.04MPa,负压适中,引流通畅,流速恒定,不良反应少。

实训五　使用峰流速仪监测 PEF

一、实训目的

通过实训,学会使用峰流速仪监测 PEF 的操作过程,并能向患者解释峰流速仪监测 PEF 的目的、使用方法,能解释监测结果的临床意义。

二、知识链接

1. 原理　峰流速仪是一种能快速、客观反映呼气峰流速(PEF)
的仪器。哮喘患者可以在家中自备峰流速仪,随时监测 PEF 及日变异率,并记录哮喘日记或绘成图表,用以评价与监测哮喘轻重程度,时间久了,还可以发现哮喘的发作规律,提前预防,可以有效减少哮喘急性发作的次数。将这些资料提供给医生,也有助于医生调整治疗用药。

2. 适应证　哮喘患者在医生的指导下,在家里测量最大呼气峰流量值。

3. 禁忌证　重症哮喘患者在呼吸困难时不宜使用。

三、操作步骤

1. 实训准备　峰流速仪(图 1-1)(首先要检测仪器是否正常,上下移动峰流速仪,如果游标和指针不动,则表明是正常的,如果游标和指针随着峰流速仪上下移动而"随意活动",则表明仪器已损坏)、笔、记录卡。

2. 操作流程

(1)将透明接口粗的一头与峰流速仪圆口接口部紧套。

(2)指针和游标的设置:将黄绿指针设定在你的 PEF 最佳值80%的位置。将红黄指针设定在你的 PEF 最佳值 60%的位置。将峰流速仪的红色游标指针轻轻拨到标尺最低处(归零)。

(3)测定 PEF 时站立进行,尽量吸足气,然后将嘴唇包住接口部,注意嘴唇四周不要漏气,然后在最短的时间内以最快的速度用力将气一下子呼尽。

(4)这时将红色游标指针所指的刻度值记录下来,即最大呼气流量值(PEF 值)。

(5)每次测试重复进行三次,选择三次中最大的一次 PEF值,连同当日症状、用药情况一同填入症状及峰流速值记录表

图 1-1　峰流速仪

(图 1-2)或患者哮喘情况日记,并记录日期。注意:每次进行重复测试前都要将红色游标指针拨到标尺最低处。

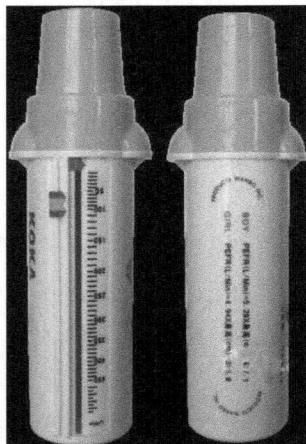

图 1-2　症状及峰流速值记录表

(6)测试时间:日间峰流速为白天主观感觉症状最严重时,夜间峰流速为夜间主观感觉症状最严重时,每次测定前不要吸入支气管扩张药的气雾剂。如患者自觉无任何症状,每天在早、晚固定时间内(6:00—8:00、18:00—20:00)各测定一次。

(7)整个呼气动作要连贯,中间不能停止,要做到"一气呼成"。

(8)每次测试完毕后,将峰流速仪妥善保管,以备再次使用。

(9)结果的意义:吹气后,若红色游标停留在黄绿、红黄指针的黄色区域之间,表明警戒状态;高于绿色范围,表明较正常;若低于红色范围,表明情况已不太好,应及时就医。

3. 注意事项

(1)峰流速仪未经清洁消毒不能使用。

(2)峰流速仪仅限于专人使用。

(3)峰流速仪应谨防摔跌,经常检查是否受损,红色游标及两个指针是否正常;如发现峰流速仪有异常现象,应停止使用。

四、思考与讨论

如何指导患者掌握峰流速仪使用方法?

五、延伸阅读

峰流速仪清洗与保养

每次使用峰流速仪后应认真清洗,以保持清洁。清洁时,用清洁容器盛取常温(约20℃)的清水(清洗液应竖直放入峰流速仪,淹没峰流速仪一半为宜)。滴入 1～2 滴食用洗洁精,拿住峰流速仪的吹气口处,轻轻地在清洗液中晃动 2～3min,换入清水,按上述方法洗净。

清洗完毕,取出后轻轻地将峰流速仪中的剩余水甩干,放置在通风处自然晾干至完全干燥,以备下次使用。

峰流速仪不能在阳光下暴晒,不能放入烤箱或在火上烘烤。

六、在线学习

1. 呼吸系统常用护理技术 3:峰流速仪监测 PEF(PPT)

学习心得:_____

_____

_____

_____

二维码 4

2. 峰流速仪的使用(视频)

学习心得:_____

_____

_____

_____

二维码 5

第二节　呼吸系统案例

【目的与要求】　通过呼吸系统案例分析,进一步巩固呼吸系统常见疾病发生的病因、发病机制、临床表现、实验室和其他检查、治疗原则、护理措施及健康教育;能较熟练地运用护理程序对患者进行护理评估、提出护理诊断、制订护理措施,对患者进行全面的评估与处理,提高综合分析能力和解决实际问题的能力,进展性地看问题。

【知识要点归纳】

1.请举例说明痰液颜色改变与疾病的关系。

2.请举例说明咳嗽的性质与疾病的关系。

3.肺源性呼吸困难可分哪几种类型? 各有什么特点?

4.试比较心源性呼吸困难与肺源性呼吸困难的异同点。有哪些共同的护理措施和特殊的护理措施?

5.为患者进行胸部叩拍治疗的注意事项有哪些？

6.HAP 与 CAP 有何区别与联系？如果你是临床护士，可以做哪些努力去预防或减少 HAP 的发生？

7.针对肺炎患者的发热、咳嗽咳痰可分别提出什么护理诊断？如何护理？

8.肺炎并发感染性休克时如何配合抢救？

9.给患者做体位引流时应做哪些必要的评估？

10.如何给需要体位引流的患者实施正确的体位引流？（包括引流体位、引流时间的选择和控制、引流中病情观察的重点、如何提高引流效果、引流后的评估等）

11. 支气管扩张大咯血患者应如何配合抢救及护理？

12. 确诊肺结核病的方法有哪些？

13. PPD 试验结果如何判断？有何临床意义？

14. 请结合结核分枝杆菌的生物学特点，试向患者介绍日常生活中可采取哪些措施来杀灭结核菌，防止疾病传播。

15. 肺结核常用化疗药物有哪些？应如何指导患者用药？

16.如何对肺结核患者进行健康指导？包括疾病预防控制、用药指导（DOTS）、生活指导、定期复诊等。

17.哮喘患者有哪些临床表现？

18.哮喘患者常用药物有哪些？各自主要作用和不良反应有哪些？简述用药注意事项。

19.如果你对哮喘患者进行健康宣教，你认为应宣教哪些内容？

20.简述 COPD 患者长期家庭氧疗的目的、指征和方法。

21.如何指导 COPD 患者进行呼吸功能锻炼？

22.COPD 患者如何进行健康指导？

23.慢性肺源性心脏病肺心功能失代偿期有哪些临床表现？

24.肺性脑病有哪些临床表现？如何护理？

25.COPD、肺心病两者之间有何联系？如何对患者进行健康指导？

26.急性呼吸衰竭、慢性呼吸衰竭、ARDS患者应分别如何进行氧疗？

27.慢性呼吸衰竭的患者与COPD、肺心病患者氧疗有何共同点？

28.急性呼吸衰竭或ARDS患者与急性肺炎患者的氧疗有何共同点？

案例一　支气管哮喘急性发作

患者,女,46岁,已婚,职员。反复咳嗽10年,再发伴胸闷1月,加重3d。

患者10余年前受凉后咳嗽,以干咳为主,无咯血,无胸闷、气促,无发热、胸痛,自服消炎止咳药好转。10余年来反复于受凉后出现上述症状,但无胸闷、气促,偶可自行好转。1月前受凉后再发干咳,少量白色痰,伴胸闷,自行购买消炎止咳药服用,但疗效不佳。3d前自觉症状加重,遂入院诊治,门诊拟"支气管哮喘"收住入院。

护理评估:T 37℃,P 92次/min,R 24次/min,BP 120/89mmHg,口唇无明显发绀,气管居中,双肺闻及中等量哮鸣音。说话偶有中断。腹部平软,肝脾肋下未及。双下肢无水肿。

实验室检查:WBC $16.12×10^9$/L,中性粒细胞占92.6%,Hb 115g/L。

过敏测定:IgE>200IU/L,未找到过敏原。

血气分析:pH 7.432,PaO_2 77.6mmHg,$PaCO_2$ 34mmHg,HCO_3^- 22.2mmol/L。

入院诊断:支气管哮喘急性发作。

治疗计划:甲强龙针抗感染,左氧氟沙星针抗感染,沙丁胺醇气雾剂舒张支气管。

讨论：

1.哮喘的病因有哪些？该患者每次哮喘发作的病因是什么？如何给予针对性的预防护理？

2.哮喘急性发作时病情严重程度如何分级？该患者病情程度属于哪一级？

3.哮喘非急性发作期如何评估患者哮喘控制水平？根据以上病史资料，你能否判断患者哮喘控制水平分级？为什么？还需要评估哪些信息？

4.请提出该患者目前主要护理诊断，并制订护理措施。若因评估资料欠缺影响制订护理计划，请补充需完善评估的内容，说明理由。

案例二　肺　炎

患者，男性，20岁，大学生。发热伴咳嗽咳痰5d。患者5d前受凉后出现发热，无明显畏寒寒战，体温最高39℃，有咳嗽，咳少许白色痰，无胸痛，无胸闷气急，无鼻塞流涕。曾在社区医院就诊后以阿莫西林舒巴坦钠治疗,体温较前有所下降,咳嗽咳痰无明显好转,遂入院诊治。门诊查胸片提示"右侧肺炎",收住入院。

护理评估:T 37.8℃,P 86 次/min,R 20 次/min,BP 122/76mmHg。意识清,精神软,口唇无发绀,双肺叩诊清音,呼吸音清,未闻及明显干湿啰音。

胸片示:右侧肺炎,右肺下叶斑片状密度增高影。

实验室检查:WBC $4.3×10^9$/L,中性粒细胞占 78.2%。肺炎支原体抗体阳性。医嘱给予阿莫西林舒巴坦钠静滴联合阿奇霉素口服抗感染,氨溴索口服化痰治疗。

因临近学期末,患者担心影响学习和期末考试。同时怕家人担心,不愿告知家属。

讨论:

1.按患病环境分类,肺炎可分为哪两类? 该患者的肺炎属于哪一类? 对这类肺炎的预防护理措施有哪些?

2.你认为医生还应该做哪些检查以进一步明确诊断和指导治疗? 你需要做哪些配合?

3.患者问护士:阿奇霉素是什么药? 你能解释吗?

4.请结合你所学过的药理学知识,简述该患者的用药护理。

5.请提出护理诊断和护理措施。

6.在线学习

呼吸系统疾病护理案例二(肺炎):参考解析(PPT)

学习心得:_____

_____

_____

_____

二维码6

案例三　COPD

患者,男,65岁,退休工人。反复咳嗽、咳痰26年,发热持续2周。26年前出现咳嗽、咳痰,痰液呈白色黏液状,量少,每年秋冬季节症状明显,每次发作持续3~4月。3年前出现呼吸困难,于重体力活动后加重。2周前于受凉感冒后,咳嗽加重,痰量增多且呈黄色脓性痰,黏稠不易咳出,轻度体力活动后即有气促和胸闷,伴发烧。

社会心理状况及日常生活形态:喜腌制食物;吸烟40年,平均6支/d;无饮酒嗜好;无锻炼身体的习惯;日常生活基本自理;初中文化,沟通良好,但对疾病的相关知识缺乏了解。

护理评估:T 38.6℃,P 96次/min,R 28次/min,BP 130/70mmHg。神志清楚,口唇轻度发绀,桶状胸。呼吸浅快,触觉语颤减弱,叩诊呈过清音,双肺可闻及湿啰音。HR 96次/min,律齐。腹部平软,无压痛,肝脾未触及。双下肢无水肿。

血常规检查:WBC $12.8×10^9$/L。

胸部X线检查:肺纹理增粗、紊乱,两肺透亮度增加,提示慢性支气管炎、肺气肿。

血气分析:PaO_2 50mmHg,$PaCO_2$ 60mmHg,pH 7.29。

肺功能检查:FEV_1 40%,FEV_1/FEC 60%。

讨论:

1.请对该患者进行入院评估。初步处置有哪些措施呢?

2. 根据病情,医嘱予 0.9％NS 100mL＋甲强龙 80mg 静脉滴注;0.9％NS 100mL＋甲强龙 80mg 静脉滴注;0.9％NS 50mL＋氨茶碱 0.5g 静脉注射;低流量鼻导管吸氧。请说出这些药物的作用原理和使用注意事项。

3. 入院第 2 天,责任护士评估患者病情。患者主诉胸闷不适,不能平卧。此时应如何处理?

4. 入院第 4 天,患者主诉痰液黏稠,难以咳出,请求护士给予帮助。

5. 经治疗后病情稳定,将于明日出院。请为患者做出院指导。

案例四　重症肺炎(进展性)

一、案例引入

患者,女,78 岁,退休工人。发热、咳嗽、咳痰、气急 5d。患者 5d 前受凉后发热,自测体温 38.8℃,畏寒、咳嗽,咳少量白色泡沫痰,不易咳出,伴气急,活动后明显,无胸痛,未予重视,自服感冒药(具体不详)治疗,症状未见好转,气促更加明显,伴乏力、全身酸痛,而入院诊治。

查体:T 39.5℃,P 114 次/min,R 30 次/min,BP 95/55mmHg。患者神志清,精神软,口唇无明显发绀,气管居中,胸廓无畸形,听诊双肺呼吸音低,双侧中下肺可闻及中等量湿啰音,叩诊清音。心律齐,杂音未及。查胸片示:右肺中叶、双肺下叶炎症性病变。入院诊断:重症肺炎。

患者身高 155cm,体重 50kg,独居丧偶,有一子一女均在外地。平时体健,生活上自我照顾。无烟酒嗜好。否认其他呼吸道慢性疾病、心脏病、高血压肝肾疾病等慢性病史。否认过敏史。

实验室检查:WBC $11.1×10^9/L$,中性粒细胞占 89.7%。

血气分析:pH 7.475,$PaCO_2$ 33.8mmHg,PaO_2 69.6mmHg,HCO_3^- 25.6mmol/L。

入院后给予鼻导管吸氧 2L/min,血氧饱和度监测,用消炎痛(吲哚美辛)栓塞肛门降体温,遵医嘱给予阿莫西林舒巴坦钠抗感染、氨溴索化痰、补液、对症治疗。

讨论:

1.该患者"重症肺炎"的危险因素有哪些? 如何观察病情变化?

2.你认为还应该评估患者哪些方面的病情有关信息?

3.请提出主要护理诊断,说出相应护理措施。

二、病情演变

当晚 22:00,晚班护士听见血氧饱和仪报警,立即到患者床边,发现患者口唇发绀,氧饱和度 86%,R 36 次/min,测血压为 105/60mmHg,神志尚清,诉胸闷明显。护士给予加大吸氧流量到 4L/min,并呼叫值班医生。立即抽血气分析,5min 后血气报告显示:pH 7.32,$PaCO_2$ 30mmHg,PaO_2 59mmHg,HCO_3^- 17.1mmol/L。此时氧饱和度升高至 88%。

讨论:

4.患者发生了什么？如何紧急处理？

5.急性呼吸衰竭与慢性呼吸衰竭的血气诊断标准分别是什么？如何判断 ALI 或 ARDS？

6.请结合患者病情,讨论 Ⅰ 型呼吸衰竭的主要护理诊断及护理措施。

三、案例结局

患者被转入 ICU,通过插入气管插管并行呼吸机辅助呼吸、联合抗感染、补液对症等积极抢救措施,病情平稳后转回病房继续观察治疗一周,目前已基本康复,拟于近日出院。

讨论：

7.请结合患者的病情及社会心理资料制订针对性的出院计划。

案例五 气胸(进展性)

一、案例引入

患者,男,教师,58 岁。咳嗽、胸闷 6d。患者 6d 前无明显诱因下出现右侧针刺样胸痛,持续几分钟后自行缓解,继而出现咳嗽、胸闷。因症状持续不缓解,且自觉胸闷加重而来院就诊。

患者有慢性支气管炎病史 10 余年。抽烟史 30 余年,曾尝试戒烟,未成功,两年前在家人监督下控制吸烟量,每天半包左右。患者配偶健在,育有一女,与妻女同住,家庭经济小康。

护理评估:T 36.8℃,R 38 次/min,P 132 次/min,BP 142/81mmHg,SaO_2 84%;身高 168cm,体重 48kg。患者神志清,口唇发绀,呼吸浅快,右肺呼吸音未及,气管向左侧移位,右侧胸廓饱满,叩诊呈过清音。HR 132 次/min,律齐。考虑右侧气胸收住入院。入院后立即行胸部 X 线摄片,结果如图 1-3 所示。

讨论:

1.根据上述评估资料,你认为首要的护理诊断/问题是什么? 应该优先给予哪些护理措施?

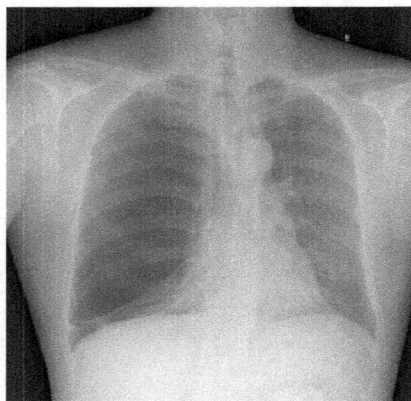

图 1-3 X 线摄片

二、病情演变

患者入院后,立即给予半卧位,鼻导管吸氧 4L/min,心电监护,血氧饱和度监测,并立即行右侧胸腔闭式引流术,接一次性胸腔闭式引流装置。术后患者呼吸平稳,诉胸闷减轻。

讨论：

2.请简述胸腔闭式引流护理要点。

3.急救处理后，你还应该从哪些方面进一步评估患者？

4.请结合此次发病情况和病史，对该患者进行恰当的健康宣教。

第三节　呼吸系统临床护理见习

一、见习目标

1.观察呼吸系统常见疾病的症状和体征：咳嗽、咳痰、呼吸困难、咯血、胸痛、桶状胸、异常呼吸音、干湿啰音、气管移位、鼻翼扇动、缺氧时的发绀、CO_2 潴留时的皮肤潮红、发热、肺性脑病时的意识障碍等，理解其临床意义。

2.分析患者已做或将做的呼吸系统实验室和辅助检查：血常规、血气分析、痰液检查、细菌培养、胸片、CT 检查、纤维支气管镜、呼吸功能测定等，理解其临床意义。

3.观察呼吸科病房设置和仪器设备。

4.对一位呼吸系统疾病患者(肺炎、COPD、呼吸衰竭、肺心病、哮喘、支气管扩张或其他呼吸系统疾病)开展护理见习。

（1）采集病史，通过问病史、护理体检、查阅病历资料等方式，全面收集患者的主、客观资料。

（2）结合患者症状实施正确的氧疗护理。

（3）基于已收集的患者资料进行分析，做出恰当的护理诊断，制订出护理计划，并结合所学理论知识正确解答患者疑问。

（4）整理并撰写见习病例报告。

二、见习前知识技能准备

1. 深呼吸和有效咳嗽法、腹式呼吸法、缩唇呼吸法、胸部叩拍法、体位引流法、吸痰法、雾化和湿化给药法。

2. 各种呼吸疾病的氧疗方法（给氧浓度、流量、持续时间、给氧方式等）；鼻导管、面罩、特殊面罩、气管插管和气管切开、呼吸机等给氧方式的适应证和护理注意事项。

3. 肺炎、COPD、哮喘患者的健康宣教。

三、呼吸系统疾病患者护理评估

（一）一般资料

患者床号_____　入院日期_____　评估日期_____

性别_____　年龄_____　信息来源_____　过敏史_____

付费方式：□自费　□城镇医保　□农村医保　□其他_____

（二）心理社会精神评估

职业_____　婚姻状况_____　教育水平_____　宗教信仰_____

抽烟：□否　□是_____支/天　烟龄_____年　□已戒　饮酒：□否　□是　□已戒

患者情绪_____　休息和睡眠_____　患者角色适应_____

经济状况：□良好　□一般　□差　　　焦虑：□无　□有

焦虑的原因：_____

主要照顾者_____　家庭应对问题：□无　　□有：_____

其他：_____

（三）入院诊断：_____

（四）主诉：_____

_____

（五）现病史：

（六）实验室及辅助检查：

（七）目前治疗/用药：

（八）家族史、既往史：

（九）护理体检：

1. 一般情况

T(℃)	P(次/min)	R(次/min)	BP(mmHg)	体重(kg)	身高(cm)	BMI(kg/m²)

2. 呼吸系统评估：

咳嗽：□无咳嗽　　□干咳　　□咳嗽伴咳痰，痰量_____ mL/d,色_____

　　　□咳嗽无力　　□痰液黏稠　　□咯血,量_____ mL/d

呼吸：□正常节律　□正常呼吸音　　□浅快　　□浅慢　□深快　□深慢

　　　□呼吸音减弱,_____（双肺、左肺、右肺）　□湿啰音　□哮鸣音　□喘息音

　　　□吸气性呼吸困难　□三凹征　□呼气性呼吸困难　□混合性呼吸困难

□氧气：□鼻导管　□面罩　□文丘里面罩　□呼吸机　氧流量或浓度_____

□气管插管　□气管切开　咽喉肿痛：□有　□无

□胸痛,部位_____,缓解或加重的因素_____　　　□胸闷

胸廓:□正常　□桶状胸　□畸形胸　□触觉语颤增强　□触觉语颤减弱　□胸膜摩擦音

气管:□居中　□偏左　□偏右

卧位:□平卧　□半卧位　□端坐位　□左侧卧位　□右侧卧位

睡眠:□好　□一般　□差

皮肤黏膜:□弹性、色泽、温度、湿度正常　□弹性差　□苍白　□湿冷　□发绀
　　　　　　□潮红　□水肿(程度_____)　□其他_____

其他呼吸系统症状、体征:_____

　3.其他系统评估

循环:□正常　□异常脉搏_____　□异常心律_____　□起搏器　□其他:_____

消化:□正常　□胃纳差　□饮食医嘱_____(普食、半流质、流质、糖尿病等)
　　　□正常大便　□便秘　□其他_____

泌尿:□自主排尿　□多尿　□少尿　□无尿　□尿失禁　□导尿管　□膀胱造瘘管
　　　□尿液浑浊　□其他_____

神经:□清醒　□意识障碍　□肺性脑病　□感觉异常_____　□运动障碍_____

其他异常情况描述:_____

　4.损伤的风险评估

压疮风险评分(Braden Scale):_____

感觉	潮湿	活动方式	活动能力	营养	摩擦力/剪切力
1 完全受限	1 一直潮湿	1 卧床	1 完全受限	1 极差	1 已存在问题
2 极度受限	2 潮湿	2 轮椅	2 极度受限	2 差	2 潜在问题
3 轻度受限	3 很少潮湿	3 很少行走	3 轻度受限	3 良好	3 没有明显问题
4 没有改变	4 没有潮湿	4 经常行走	4 没有改变	4 极佳	

若压疮风险评分总分≤18 分,提示有发生压疮的风险,应采取积极的预防措施

坠落或跌倒风险评分:_____

2 意识模糊、无定向力	2 近期有意识丧失、癫痫史	1 视物障碍
2 近 3 月内有 3 次以上坠床/跌倒史	2 诊断为体位性低血压	1 吸毒或酗酒
2 站立不稳	1 使用抗高血压药物	1 年龄≥65 岁
2 镇静期间	1 体能虚弱	

若坠落或跌倒风险评分总分≥3 分,提示患者有坠床或跌倒的高风险,需要采取防范措施

四、护理计划

仔细分析你见习时采集的患者资料,提出主要护理诊断/问题,写出护理措施。

护理诊断/问题及相关因素	诊断依据	护理措施

（孙曙青）

第二章　循环系统疾病患者的护理

第一节　循环系统常用护理技术

【实训要求】　通过循环系统常用护理技术的实训操作,能够识别临床常见异常心电图,掌握心律失常的护理及严重心律失常的急救配合;掌握同步直流电复律的操作方法,熟悉操作目的和注意事项,具备临床操作实践能力。

实训一　异常心电图分析

一、实训目的

通过实训,能识别临床常见的异常心电图并判断心律失常类型,包括窦性心律失常、房性心律失常、室性心律失常、交界性心律失常、房室传导阻滞。在此基础上,能区别严重的心律失常类型,说出相应的护理措施。

二、知识链接

1. 心律失常的定义　心律失常指心脏冲动的频率、节律、起源部位、传导速度或激动次序的异常。

(1)冲动形成异常的心律失常:包括窦性心律失常和异位心律两大类。窦性心律失常包括窦性心动过速、窦性心动过缓、窦性心律不齐、窦性停搏。异位心律是指起源于心房、房室交界区或心室的心律,包括逸搏和逸搏心律、期前收缩、阵发性心动过速、心房和心室的扑动和颤动。

(2)冲动传导异常的心律失常:主要有窦房传导阻滞、房室传导阻滞、束支传导阻滞和室内传导阻滞。

(3)房室间传导途径异常:预激综合征。

2. 心电图各波形代表的意义

P波:为心动周期的第一个波,代表心房肌除极的电位变化。窦性P波的宽度为<0.11s。

P-R间期:表示心房开始除极至心室开始除极的时间,正常为0.12~0.20s。

QRS 波群：是心室除极波形成的总称，正常0.06～0.11s。

S-T 段：是一等电位线，可有轻度向上或向下偏移，代表心室缓慢复极。

T 波：代表晚期心室快速复极时的电位改变。

U 波：心动周期中最后一个电激动波。

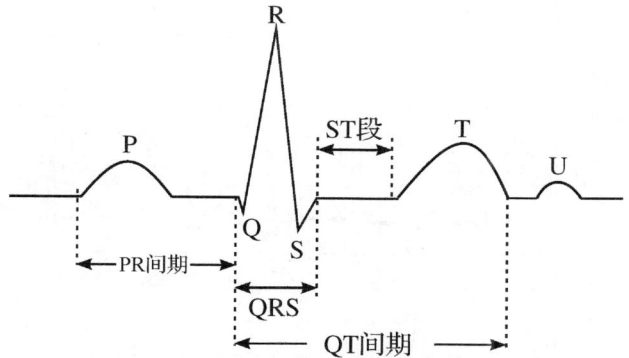

图 2-1　心电图各波形示意

3. 正常心电图的特点

冲动起源于窦房结，成人心率为 60～100 次/min，P 波在 Ⅰ、Ⅱ、aVF 导联直立，aVR 导联倒置，P-R 间期 0.12～0.20s，QRS 波群为室上性，T 波方向与主波方向一致，如图2-2 所示。

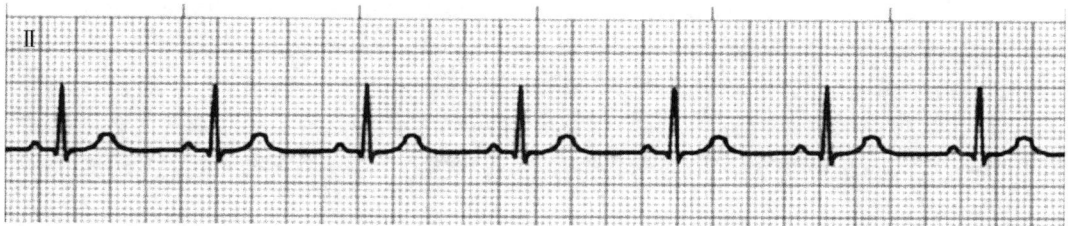

图 2-2　正常心电图特点

节律齐；频率 70 次/min；P 波直立，形态为窦性；P-R 间期 0.16s；QRS 波群时长 0.08s，形态为室上性；T 波与主波方向一致。

三、异常心电图分析

1. 下图是：_____

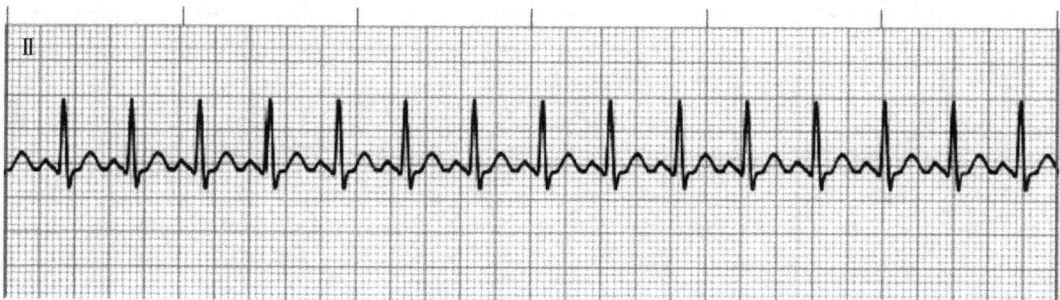

图 2-3

节律_____　频率_____　P 波_____

P-R 间期_____　QRS 波群_____　T 波_____

2. 下图是：_____

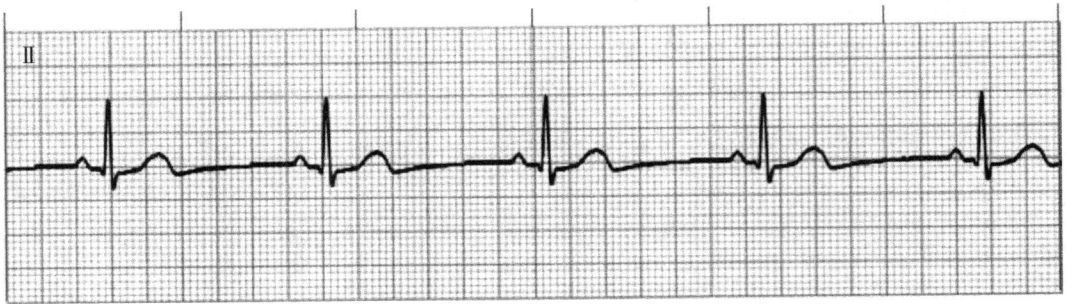

图 2-4

节律_____　　频率_____　　P 波_____

P-R 间期_____　　　QRS 波群_____　　T 波_____

3. 下图是：_____

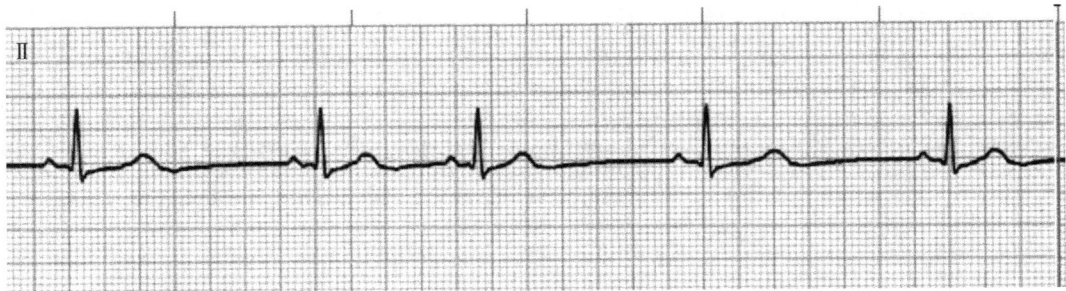

图 2-5

节律_____　　频率_____　　P 波_____

P-R 间期_____　　　QRS 波群_____　　T 波_____

4. 下图是：_____

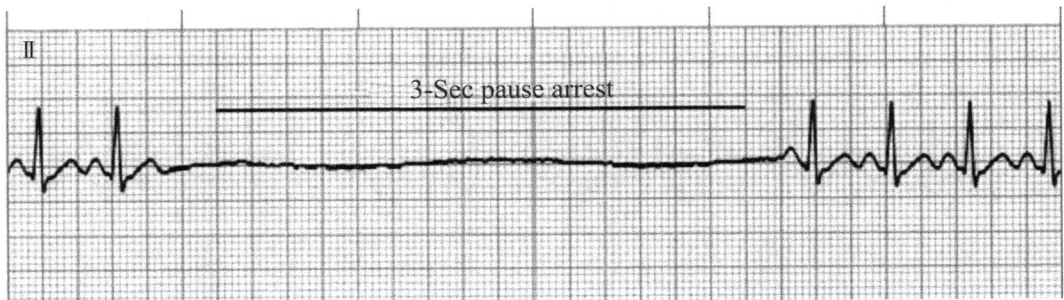

图 2-6

此心电图最主要的特点是：_____

_____

临床意义是：_____

5.下图是：_____

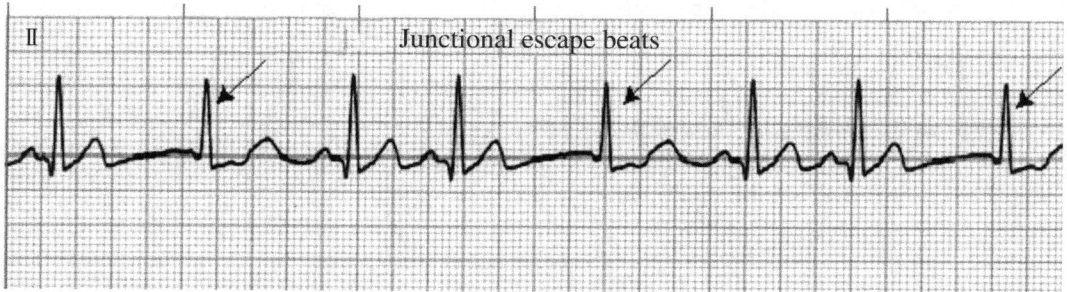

图 2-7

节律_____　　　频率_____　　　P 波_____

P-R 间期_____　　　QRS 波群_____　　　T 波_____

此心电图最主要的特点是：_____

此心电图与第 4 题的心电图(图 2-6)有何区别? _____

6.下图是：_____

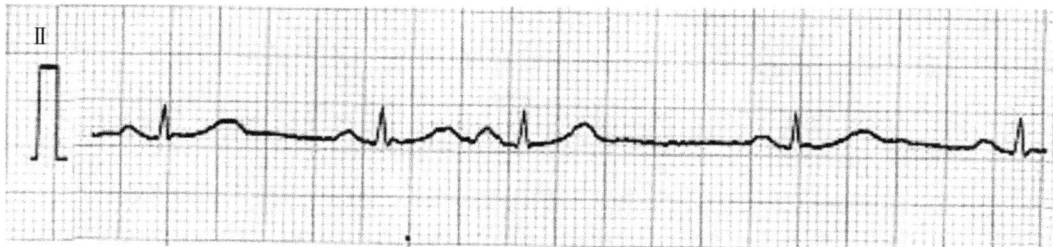

图 2-8

图 2-8 中第_____个 P 波提前发生,形态_____,其后下传的 QRS 波群形态_____,该心动周期后出现了_____。

7.下图是：_____

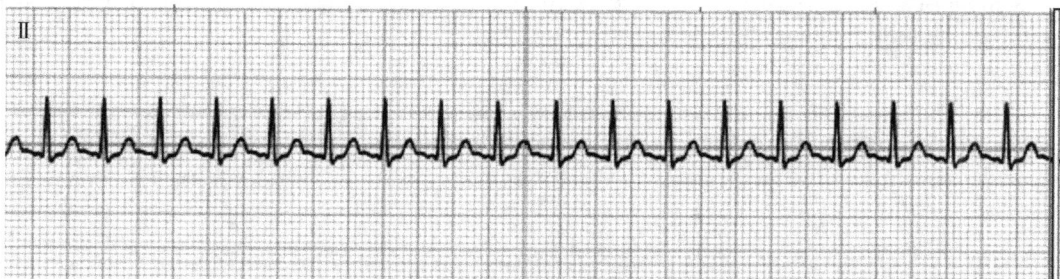

图 2-9

心电图特点分析：_____

8. 下图是：_____

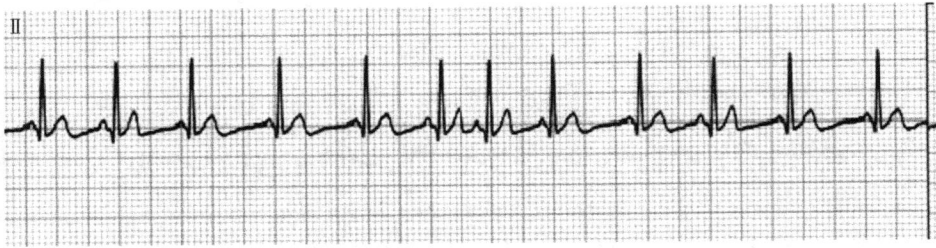

图 2-10

心电图特点分析：_____

9. 下图是：_____

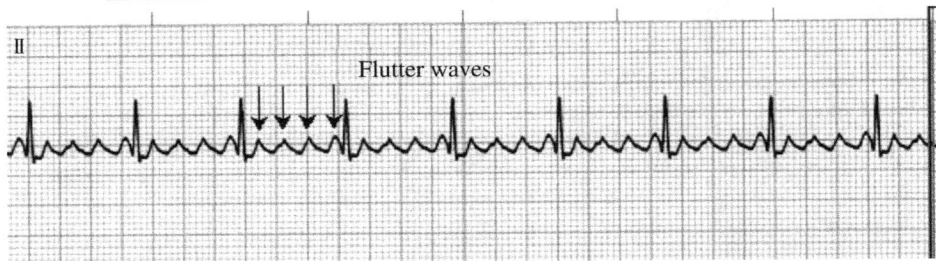

图 2-11

心电图特点分析：心房活动呈现_____，等电位线_____，心房频率_____，心室频率_____，房室传导比例为_____，QRS 波群形态_____。

10. 下图是：_____

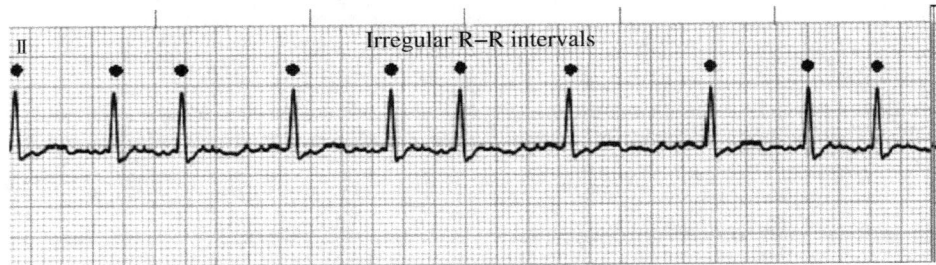

图 2-12

心电图特点分析：P 波_____，代之以_____，心房频率_____。QRS 波群形态_____，R-R 间期_____，心室频率约_____。

11. 下图是：_____

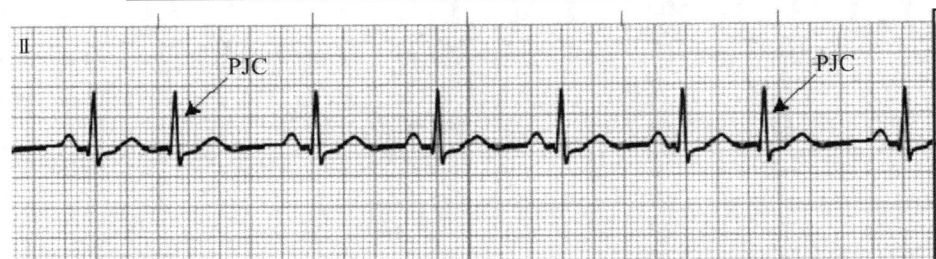

图 2-13

此心电图中箭头所示的第 2、7 个 QRS 波形_____，其前的 P 波_____。交界性期前收缩的 P 波为_____，可位于 QRS 波群_____（P-R 间期_____ s）、_____或_____（R-P 间期_____ s）。

12. 下图是：_____

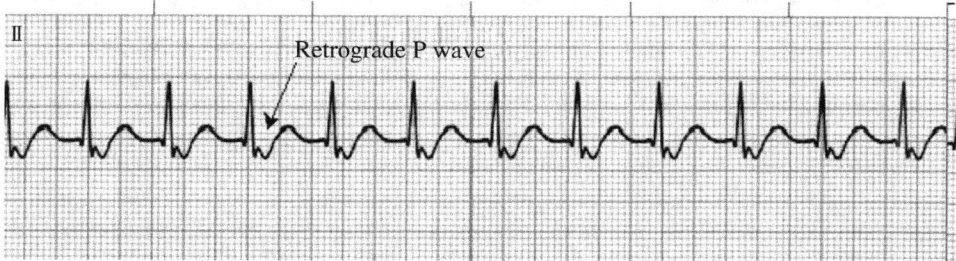

图 2-14

此心电图的心室率为_____，节律_____，P 波_____，QRS 波群_____。交界区性心动过速常常起始突然，通常由一个房性期前收缩触发。自律性房性心动过速与交界区性心动过速有时因心室率过快，P 波难以辨认，因此临床常统称为阵发性室上性心动过速，如图 2-15 所示。

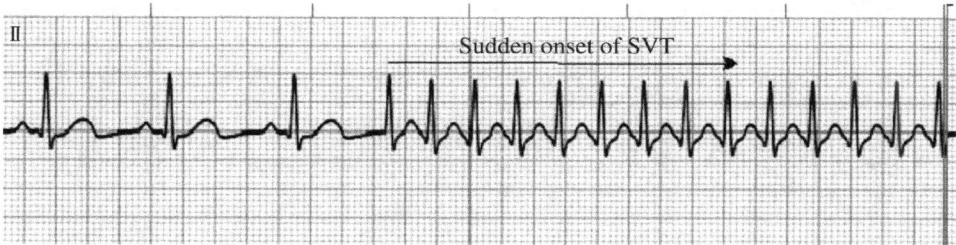

图 2-15

13. 下图是：_____

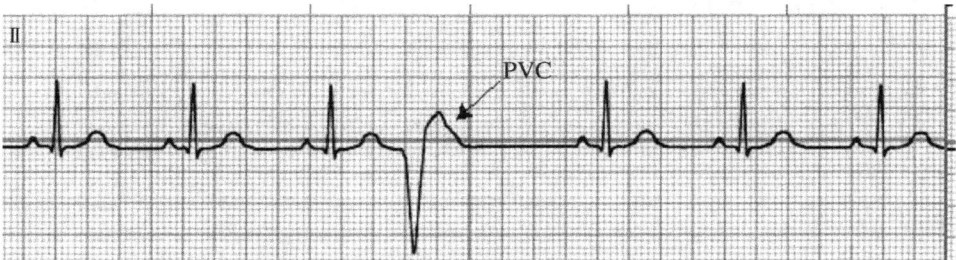

图 2-16

心电图特点分析：_____

_____

14. 下图是：_____

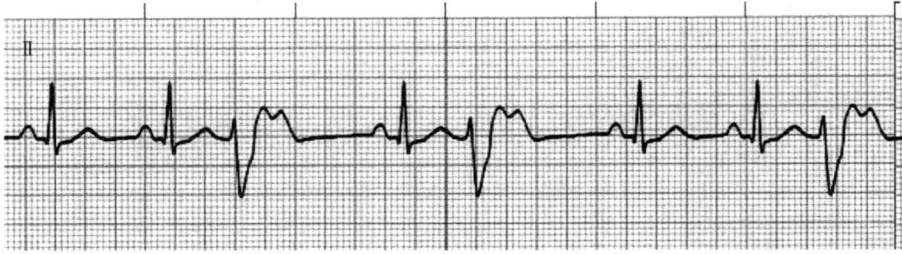

图 2-17

15. 下图是：_____

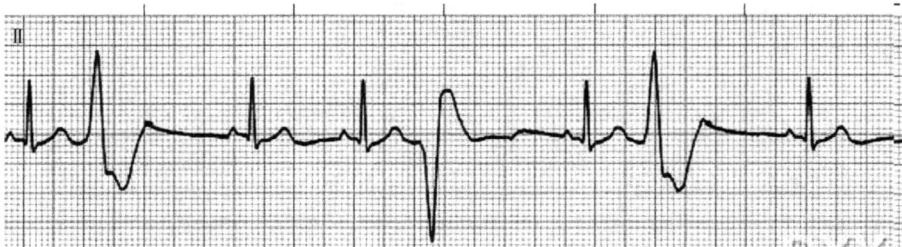

图 2-18

16. 下图是：_____

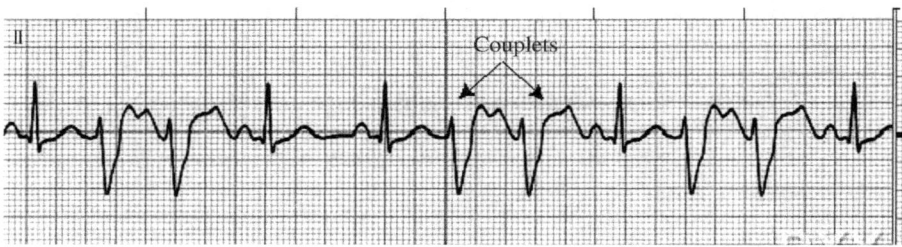

图 2-19

17. 下图是：_____

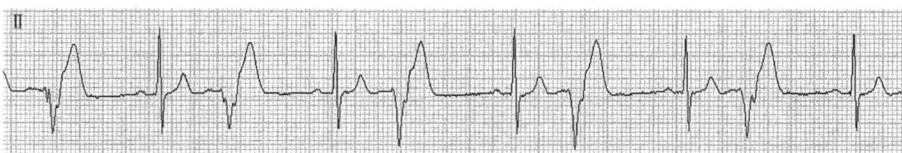

图 2-20

18. 下图是：_____

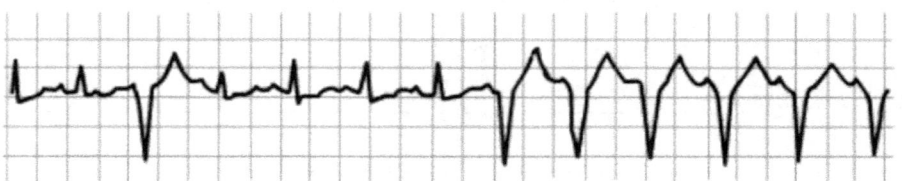

图 2-21

　　室性心动过速的心电图特征:3 个或 3 个以上室性期前收缩连续出现,通常起始突然。QRS 波形_____,ST-T 波方向与 QRS 波群主波方向_____,心室率一般为_____,心律规则或略不规则。

　　心室夺获或室性融合波是确立室速诊断的重要依据,如图 2-22 所示。

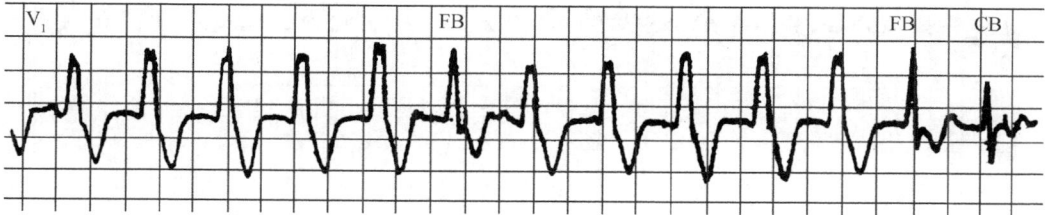

图 2-22

19.下图是:_____

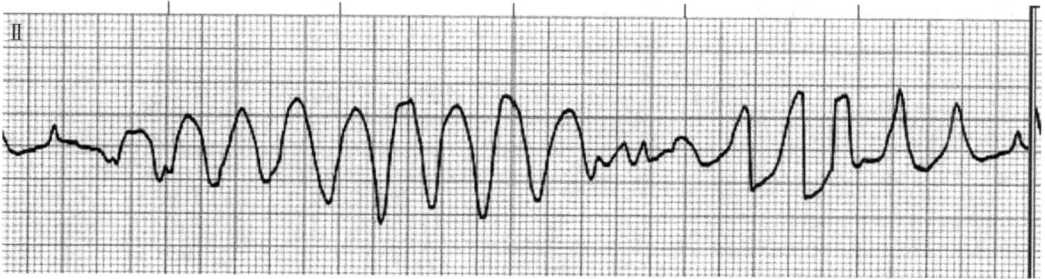

图 2-23

20.下图是:_____

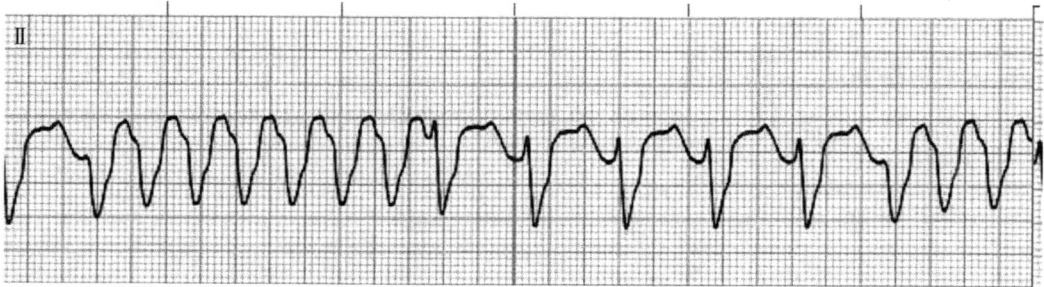

图 2-24

21.下图是:_____

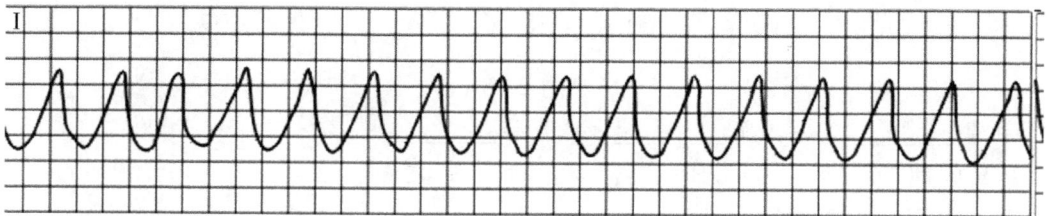

图 2-25

22.下图是：_____

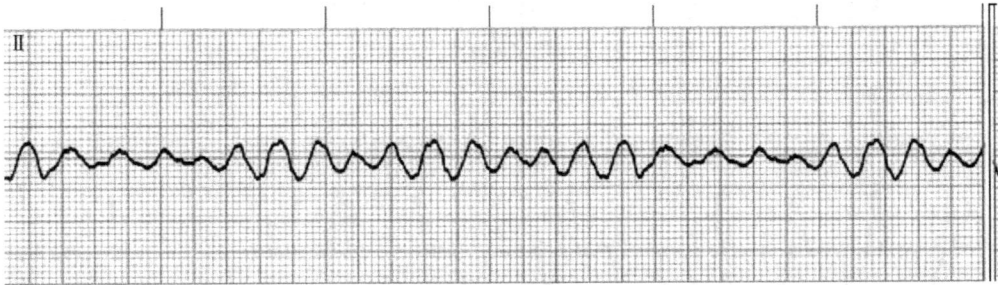

图 2-26

心室扑动与颤动波形的区别主要是是否规则,但两者临床意义相同,均无有效心脏输出,无脉搏,应立即实施心肺复苏术和除颤急救。有时心电图室速与室扑很难区别,如图 2-27 所示(请与第 21 题图 2-25 对照)。

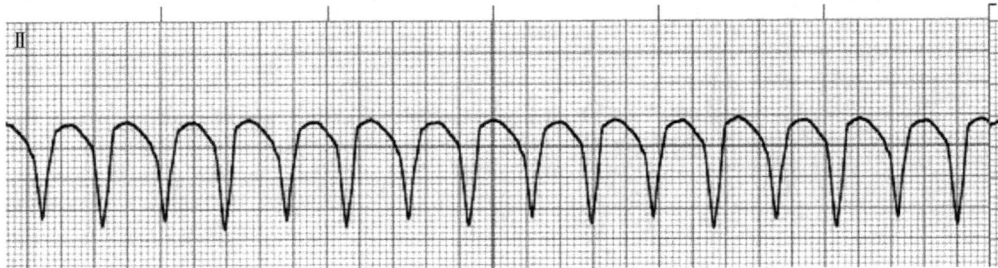

图 2-27

多形性室速与室颤有时也很难区别,请对照第 19 题(图 2-23)与第 22 题(图 2-26)。

临床上观察到这种心电图难以区分是室速还是室扑或室颤时,可通过触摸颈动脉判断是否有脉搏。若有脉搏,则按室速处理,给予药物复律或电复律;若无脉搏,则立即实施心肺复苏术和尽快除颤。

23.下图是：_____

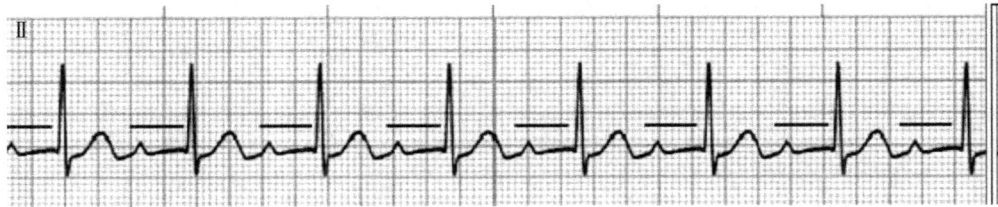

图 2-28

节律_____　　　频率_____　　　P 波群_____

P-R 间期_____　　　QRS 波群_____　　　T 波_____

此心电图最主要的特点是：_____。

24.下图是：_____

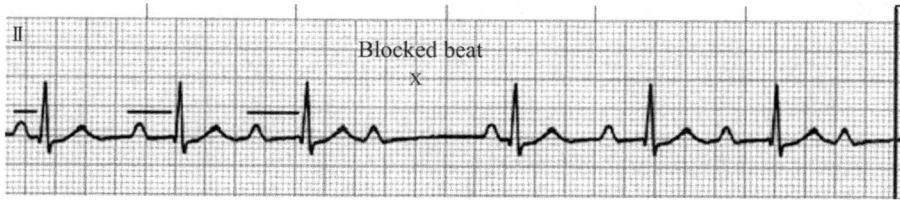

图 2-29

此心电图最主要的特点是：_____

25.下图是：_____

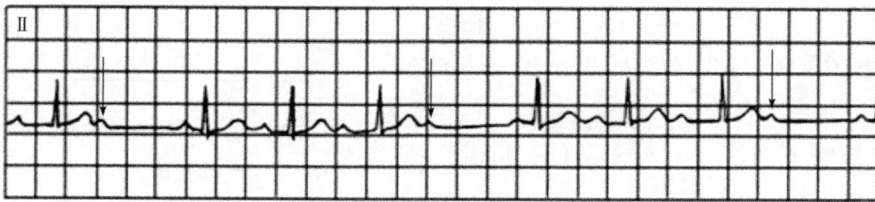

图 2-30

此心电图的特点是心房冲动传导_____，但 P-R 间期_____，下传搏动的 P-R 间期大多正常。

26.下图是：_____

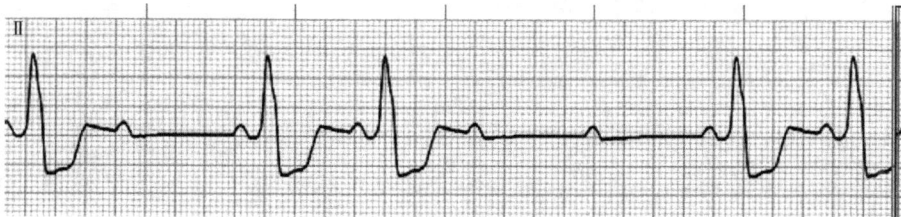

图 2-31

试与第 25 题心电图(图 2-30)比较，两者的 QRS 波群形态不同的原因可能是：

_____

27.下图是：_____

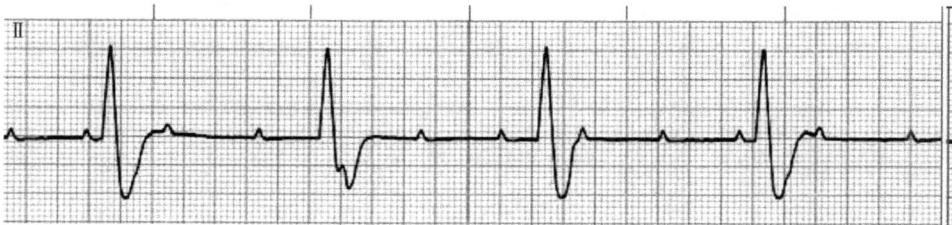

图 2-32

心电图特点分析：＿＿＿＿＿＿＿＿＿＿＿＿＿＿＿＿＿＿＿＿＿＿＿＿
＿＿＿＿＿＿＿＿＿＿＿＿＿＿＿＿＿＿＿＿＿＿＿＿＿＿＿＿＿＿＿＿＿＿
＿＿＿＿＿＿＿＿＿＿＿＿＿＿＿＿＿＿＿＿＿＿＿＿＿＿＿＿＿＿＿＿＿＿

28.下图是：＿＿＿＿＿＿＿＿＿＿＿＿＿＿＿＿＿＿＿＿＿＿＿＿＿＿＿＿

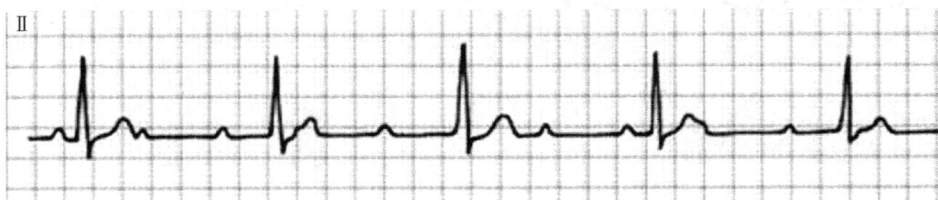

图 2-33

此心电图与第 27 题心电图相比有何不同？＿＿＿＿＿＿＿＿＿＿＿＿＿＿
＿＿＿＿＿＿＿＿＿＿＿＿＿＿＿＿＿＿＿＿＿＿＿＿＿＿＿＿＿＿＿＿＿＿

29.请判断下列两个心电图是什么情况？＿＿＿＿＿＿＿＿＿＿＿＿＿＿＿

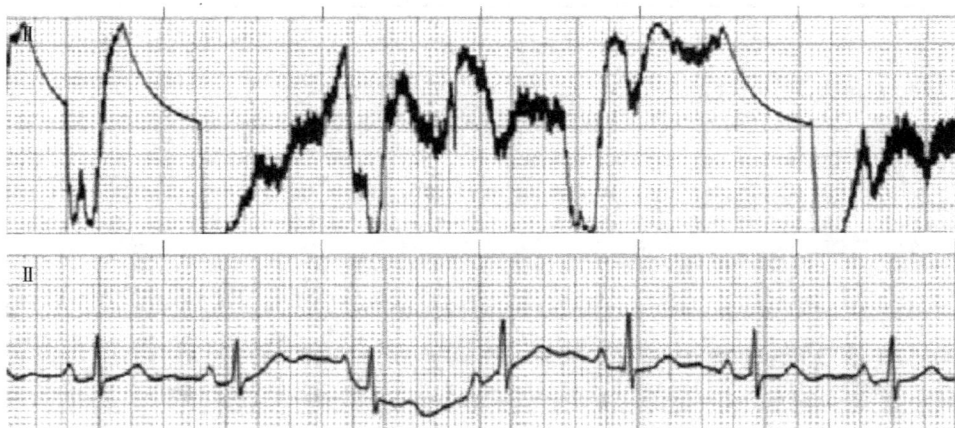

图 2-34

四、思考与讨论

1.心房扑动与颤动的主要区别是什么？

2.常用的抗心律失常药有哪些？请简述抗心律失常药的用药护理要点。

3.临床常见的严重心律失常有哪些？简述其护理要点。

4.哪些心律失常是致命性的？观察到致命性心律失常应如何急救？

五、延伸阅读

认识不同起源部位的 P 波

P 波是心房除极过程中产生的电活动。根据 P 波的特征和 P 与 R 之间的关系,确定 P 波的起源部位,对心律失常的诊断和鉴别诊断具有重要意义。

1. 窦性 P 波 P 波在 I、II、aVF、$V_4 \sim V_6$ 导联直立,aVR 导联倒置,III、aVL、$V_1 \sim V_3$ 导联可呈倒置,P 波形态恒定,P-R 间期 $0.12 \sim 0.20s$。

2. 房性 P′波 心房异位起搏点发放的激动形成的 P′波,其形态与窦性 P 波不同,若异位起搏点位于窦房结附近,则 P′波形态与窦性者相似,若位于交界区附近,则 P′为逆行波。P′-R 间期 $>0.12s$。提早发生的 P′波是房性期前收缩。当提早发生的房性 P′波连续出现 3 个或 3 个以上,称为房性心动过速,频率为 $100 \sim 250$ 次/min。房性心动过速有时因为频率过快,P′波可部分或完全重叠于前一心动周期的 T 波中而不能明视,难以与交界性 P′波区别,此时 P′-R 间期也难以测量。延迟发生的 P′波为房性逸搏。延迟发生的房性 P′波频率低于 60 次/min,称为房性逸搏心律,频率为 $60 \sim 100$ 次/min,为加速的房性逸搏心率。

3. 交界性 P′波 起源于房室交界区的 P′波,是由交界性激动逆行传导至心房产生的,称为逆行 P′波,可出现于 QRS 波群之前、之后或与 QRS 波群重叠。当逆行 P′波出现于 QRS 波群之前时,P′-R 间期 $<0.12s$,出现于 QRS 波群之后时,R-P′间期 $>0.20s$。

4. 室性 P′波 室性激动逆行传导至心房时产生室性 P′波。逆传方式有两种:①沿正常传导系统逆传心房,R-P′间期较长,希氏束电图显示 V(心室)-H(交界区)-A(心房)顺序;②沿旁道逆传心房,R-P′间期较短,希氏束电图显示 V-A-H 顺序。

六、在线学习

1. 异常心电图分析参考解析(Word)

学习心得:＿＿＿＿＿＿＿＿＿＿＿＿＿＿＿＿＿＿＿＿＿

＿＿＿＿＿＿＿＿＿＿＿＿＿＿＿＿＿＿＿＿＿＿＿＿＿＿＿＿

＿＿＿＿＿＿＿＿＿＿＿＿＿＿＿＿＿＿＿＿＿＿＿＿＿＿＿＿

＿＿＿＿＿＿＿＿＿＿＿＿＿＿＿＿＿＿＿＿＿＿＿＿＿＿＿＿

二维码 7

2. 心律失常(PPT)

学习心得:＿＿＿＿＿＿＿＿＿＿＿＿＿＿＿＿＿＿＿＿＿＿＿

＿＿＿＿＿＿＿＿＿＿＿＿＿＿＿＿＿＿＿＿＿＿＿＿＿＿＿＿

＿＿＿＿＿＿＿＿＿＿＿＿＿＿＿＿＿＿＿＿＿＿＿＿＿＿＿＿

＿＿＿＿＿＿＿＿＿＿＿＿＿＿＿＿＿＿＿＿＿＿＿＿＿＿＿＿

二维码 8

实训二　同步直流心脏电复律

一、实训目的

通过实训,熟悉同步直流心脏电复律的目的和意义,掌握同步直流心脏电复律的操作方法,熟悉同步直流心脏电复律的注意事项。

二、知识链接

1. 原理　同步直流心脏电复律是用于有心动周期的异位快速心律的转复,通过在短时间内向心脏通以高压强电流,使心肌瞬间同时除极,并且放电时与心电图上的 R 波同步,避开心室的易损期,然后心脏自律性最高的起搏点(窦房结)重新控制心脏节律,使之转复为窦性心律。

2. 适应证　①心房颤动和扑动伴血流动力学障碍;②药物及其他方法治疗无效或有严重血流动力学障碍的阵发性室上性心动过速、室性心动过速;③预激综合征伴快速心律失常。

3. 禁忌证　①病史多年,心脏明显增大及心房内有新鲜血栓形成或近 3 个月有血栓史;②伴有高度或完全房室传导阻滞的心房颤动或扑动;③伴有病态窦房结综合征的异位快速心律失常;④有洋地黄中毒、低钾血症未纠正时,暂不宜电复律。

三、操作步骤

1. 实训准备

(1)患者准备:①向患者及其家属解释操作目的和必要性、大致过程、可能出现的不适和并发症,取得理解和配合。②遵医嘱做好各项术前检查,如血电解质、血气分析等。③遵医嘱停用洋地黄类药物 24～48h,以减轻心肌应激状态,给予改善心功能、纠正低钾血症和酸中毒的药物,房颤患者复律前给予抗凝治疗。④术前 1～2d 遵医嘱给予口服奎尼丁或胺碘酮,以提高复律的成功率,服药前做 ECG,观察 QRS 波群时限及 QT 间期变化。⑤复律术前的当天早晨禁食,排空膀胱。

(2)用物准备:①带心电监护功能和具有同步电复律功能的除颤仪,检查功能完好,特别是同步性能是否良好;②导电胶、生理盐水、纱布垫;③术前用药地西泮;④心电和血压监护仪以及其他心肺复苏所需要的抢救设备和急救药品,包括腺苷、利多卡因、阿托品、肾上腺素等急救药品,以及氧气、吸引器、气管插管、硬板床等抢救设备。

2. 操作流程

(1)患者空腹,嘱患者解小便排空膀胱,平卧于绝缘的硬板床上,松开衣领,有义齿者取下。

(2)建立静脉通道,给予吸氧,测血压,观察心率,做 12 导联心电图。

(3)除颤仪连接电源,打开除颤仪开关,选择以一个 R 波高耸的导联进行示波观察,一般选择 Ⅱ 导联。

(4)选择"同步"按钮。

(5)遵医嘱用地西泮 0.3～0.5mg/kg 缓慢静注,至患者睫毛反射开始消失的深度。麻醉过程严密观察患者的呼吸。

(6)充分暴露患者前胸,在电极板上均匀涂上导电糊或包以生理盐水浸湿的纱布,分别置于胸骨右缘第 2～3 肋间和心尖部,两电极板之间的距离不小于 10cm,与皮肤紧密接触,并有一定压力。

(7)按充电按钮充电到所需功率:房颤和室上性心动过速选择 100～150J,室性心动过速选择 100～200J,房扑选择 50～100J。

(8)嘱任何人避免接触患者及病床,两电极板同时放电,此时患者身体和四肢会抽动一下,通过心电示波器观察患者的心律是否转为窦性心律。

(9)根据情况决定是否需要再次电复律。

(10)复律后护理:①患者卧床并持续心电监护 24h,注意心律、心率的变化;②清醒后 2h 内避免进食,以免恶心呕吐;③密切观察病情变化,如神智、瞳孔、呼吸、血压、皮肤及肢体活动情况,及时发现患者有无栓塞表现,有无因电击引起的各种心律失常及皮肤灼伤、肺水肿等并发症,协助医生给予处理。④遵医嘱继续服用奎尼丁、洋地黄或其他抗心律失常药以维持窦性心律。

3. 注意事项

(1)放电前一定要核查确认除颤仪上的"同步"功能处于开启状态,以免非同步放电使电流刺激落在心室易受损期,从而诱发室速或室颤。

(2)电复律成功后可能出现窦性心动过缓、交界性逸搏、房性期前收缩,为窦房结苏醒或迷走神经张力增高所致,往往短时间内自行消失,一般无须特殊处理。若长时间存在,则可能为窦房结功能障碍,须采取措施。

(3)个别患者可能在电复律过程中出现心搏骤停、室扑或室颤等情况,术前应做好充分心肺复苏抢救准备,一旦出现,应立即给予心肺复苏急救。

(4)少数患者电复律术后可发生栓塞,常见于术后1周内,应密切观察。

四、思考与讨论

1.同步电复律与非同步电除颤术有何区别?

2.同步电复律术后如何观察栓塞的并发症?

第二节　循环系统疾病护理案例

【目的与要求】　通过循环系统疾病护理案例分析,进一步巩固循环系统常见疾病的病因、发病机制、临床表现、实验室和其他检查、治疗原则、护理诊断、护理措施及健康教育。通过模拟个案护理,能够熟练地运用护理程序的工作方法,对患者进行护理评估、护理诊断、护理计划、模拟实施护理措施并评价效果,从而全面训练学生的评判性思维能力和临床护理思维能力,提高学生的临床综合实践能力。

【知识要点归纳】

1.心源性胸痛的常见病因有哪些?各自的临床特点是什么?

2.心源性呼吸困难可有哪几种表现?试述各自的特点。

3.写出心脏病患者"气体交换受损"的主要护理措施。

4.慢性心力衰竭的诱因有哪些？最常见的诱因是什么？

5.慢性左心衰竭和慢性右心衰竭的临床表现分别有哪些？

6.简述心力衰竭患者的心功能分级、6min 步行的目的和方法及结果判断。

7.利尿剂、ACEI 制剂和 β 受体阻滞剂的用药注意事项、不良反应分别有哪些？

8.洋地黄中毒有哪些临床表现？如何预防？发生洋地黄中毒时如何配合抢救？

9.急性左心衰竭患者应如何配合抢救与护理？

10.典型心绞痛发作时的表现有何特点？如何急救？

11.硝酸酯类药物的不良反应有哪些？

12.心绞痛患者出现哪些表现提示不稳定型心绞痛？

13.如何对心绞痛患者进行健康教育？

14.心肌梗死患者的临床表现有哪些？

15.急性心梗行溶栓治疗的患者如何护理？若行介入治疗,如何做好术前术后护理？

16.试述血清坏死标记物的种类和临床意义。

17.简述目前常用的降压药物种类及各自的主要不良反应。

18.高血压患者如何预防和处理直立性低血压?

19.如何对高血压患者进行健康指导?

20.试从饮食、休息、疾病知识、预防感染、避免诱因等方面对心脏瓣膜疾病患者进行健康指导。

21.请从休息、饮食、自我保健三个方面简述病毒性心肌炎患者的健康指导要点。

22.在护理急性心包炎患者时,你观察到哪些现象提示急性心脏压塞?

案例一　心肌梗死

患者，男，66岁，离休干部。反复活动后胸闷、胸骨后烧灼感两个月，再发加重2h。两个月前反复出现活动后胸骨后烧灼感，烧灼感局限于胸骨中下段，无胸痛气急，无心悸头晕，无呼吸困难，无大汗淋漓，无发热寒战，休息数分钟缓解，患者未予以重视。2h前无明显诱因下再次发作，症状持续不缓解，遂入院就诊。

查体：T 37.2℃，P 53次/min，R 20次/min，BP 96/55mmHg。神志清，神情疲倦，口唇微发绀，两肺呼吸音对称，两下肺未闻及干湿啰音，心律齐，HR 53次/min，心音中等。腹部平软，无压痛及反跳痛。肝脾肋下未及。

急查心肌酶谱：ALT 29U/L，CK 93U/L，CK-MB 11.1U/L，LDH 157U/L。血脂：HDL 1.66U/L，LDL-C 3.82mmol/L，TG 1.01mmol/L，TC 5.79mmol/L，超敏肌钙蛋白10ng/L。心电图：窦性心动过缓，_____心肌梗死（如图2-35所示）。

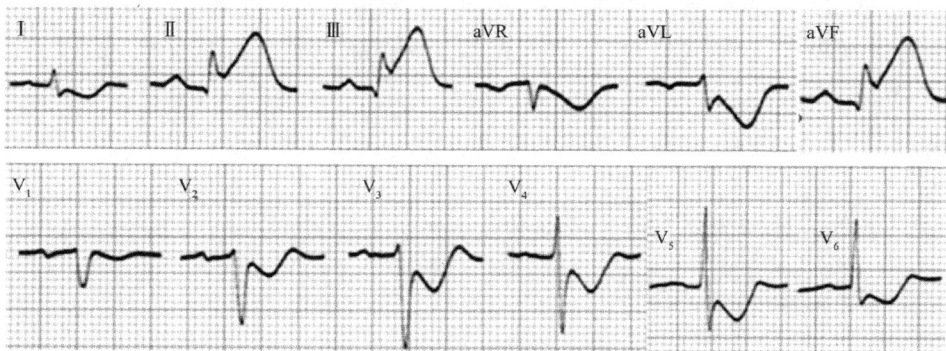

图 2-35

拟定治疗措施：休息、给氧、心电监护、哌替啶止痛（必要时）、立即准备溶栓治疗。

讨论：

1.根据以上心电图你能否初步判断心肌梗死的部位吗？请将心电图诊断填写完整。

2.如何做好溶栓治疗的护理？

3.请提出患者目前主要的护理诊断,制订护理措施。若因评估资料欠缺影响制订护理计划,请补充需完善评估的内容,说明理由。

案例二 高血压

郑某,女,60岁,退休,高中文化。半年前社区体检血压160/100mmHg,因无自觉症状,没有接受治疗。一天前因劳累后出现头晕、头痛,经家人极力劝说后至心内科门诊,坐位测上臂血压168/102mmHg,5min后再测血压165/100mmHg。

护理评估:T 36.8℃,R 18次/min,P 72次/min,主诉有轻度头痛,听诊可闻及主动脉瓣区第二心音亢进,心律齐。患者性格开朗,体型偏胖,体重65kg,身高158cm,腰围85cm,平时运动较少,饮食偏油腻,本人及配偶均无烟酒嗜好。家族中暂未发现其他人患心血管疾病。

实验室检查:餐后2h血糖为5.9mmol/L,血清总胆固醇为6.2mmol/L。

讨论:

1.该患者能否诊断为高血压?依据是什么?

2.高血压如何分级?该患者属于高血压几级?请为该患者划分心血管危险分层并简述理由。

3.请列出符合该患者上述病史资料的护理诊断/问题。

4.请根据该患者情况给予针对性的健康指导。

案例三　心力衰竭

一、案例引入

患者,女性,72岁,农民,小学文化。高血压病史20余年,遵医嘱服用降压药,血压控制基本平稳。近半年来自觉活动耐力逐渐下降,劳累后可出现胸闷、呼吸困难。2d前感冒后症状加重,出现明显乏力、胸闷、气急,稍事体力活动即感明显呼吸困难,伴咳嗽、咳白色泡沫痰,入院治疗,诊断为"高血压性心脏病,慢性左心衰竭"。

护理评估:T 37.2℃,HR 92次/min,心律齐,R 28次/min,BP 105/65mmHg,神志清,半卧位,面色苍白,口唇微发绀,两肺底部可闻及中等量湿啰音,未闻及明显心脏杂音,下肢无明显水肿。

入院后治疗计划:给予口服地高辛、氢氯噻嗪、美托洛尔抗心力衰竭;给予静脉注射美洛西林舒巴坦针抗感染。

讨论:

1.根据患者的临床表现,试判断其心功能分级。

2.根据患者此阶段的病情资料提出合适的护理诊断/问题,按优先次序排列,写出护理措施。

二、案例进展

患者入院治疗一周后病情明显好转,心功能恢复至Ⅱ级,因住院费用高,要求尽快出院,医生综合评估后同意次日出院,要求定期门诊随访。开出院带口服药:地高辛、氢氯噻嗪、美托洛尔。2个月后某天,患者出现恶心、纳差,开始未重视,到晚上出现心慌胸闷,以为病情加重,急诊入院。护理评估:T 37.5℃,P 78次/min,R 26次/min,HR 92次/min,心律不齐。急查血钾 2.7mmol/L。床边心电图如图2-36所示。

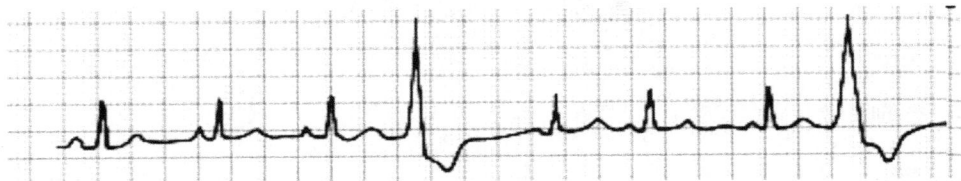

图 2-36　床边心电图

讨论:

3.你首先考虑该患者出现上述临床表现的原因是什么? 如何紧急处理?

三、在线学习

心力衰竭参考解析(PPT)

学习心得:＿＿＿＿＿＿＿＿＿＿＿＿＿＿＿＿＿＿＿＿＿

＿＿＿＿＿＿＿＿＿＿＿＿＿＿＿＿＿＿＿＿＿＿＿＿＿＿

＿＿＿＿＿＿＿＿＿＿＿＿＿＿＿＿＿＿＿＿＿＿＿＿＿＿

＿＿＿＿＿＿＿＿＿＿＿＿＿＿＿＿＿＿＿＿＿＿＿＿＿＿

二维码 9

案例四　急性冠脉综合征(进展性)

一、案例引入

患者,男,退休干部,79岁。反复胸闷15年,加重伴胸痛1d。

一天前,患者休息时出现胸闷、气促伴胸痛,位于胸骨后中下段,伴双肩酸胀不适。服用速效救心丸后约20min可缓解,无大汗淋漓、恶心呕吐等其他不适。入院诊治,拟"急性冠脉综合征"收入院。

护理评估:T 36℃,R 18 次/min,P 77 次/min,BP 133/59mmHg。身高 172cm,体重 73kg。口唇无发绀,无贫血貌,颈静脉无怒张,双肺呼吸音减低,闻及少量细湿啰音,心律齐,双下肢无水肿。

讨论:

1.什么是急性冠脉综合征?临床如何判断?处理原则是什么?

2.紧急处理后,应从哪些方面进一步评估?

二、案例进展(一)

护士进行了必要的紧急处理后,在监护患者的同时,对患者进行了病史回顾,记录如下:患者 15 年前活动后感觉胸闷气促不适,当时无明显胸痛及放射痛,持续约数分钟,休息后可缓解,无伴随其他不适,未予以重视及治疗。此后患者上述胸闷不适较平稳,未明显加重。2 年前曾因胸闷加重伴胸痛就诊,冠脉造影示:右冠细小,未见明显狭窄,前降支中段收缩期 40%狭窄,回旋支第一、二、三、四钝缘支各 50%狭窄。未植入支架。予以扩冠、降脂、抗血小板等对症治疗后患者症状缓解。此后患者上述胸闷不适反复发生,但无明显加重。予瑞舒伐他汀降血脂,硫酸氢氯吡格雷片(波立维)与阿司匹林抗血小板门诊治疗。患者有高血压病 20 年,最高收缩压达 200mmHg,长期服用非洛地平缓释片(波依定)、缬沙坦胶囊(代文)降压,血压控制可,一般波动在 125~145/55~75mmHg。

患者经济状况良好,有医保,性格较孤僻,老伴 5 年前死于心脏病突发,雇有保姆照顾日常生活,子女常探望。2 年前在医护人员指导下开始低盐和低胆固醇饮食,但是脂肪摄入仍高于平均推荐水平(主要是炒菜用油较多),蔬菜摄入不足,约每日半斤左右。无烟酒嗜好。

讨论:

3.结合患者本次发病状况和病史回顾资料,可提出哪些护理诊断/问题?按优先次序排列,并罗列护理措施。

三、案例进展(二)

20min后实验室检查报告数值如下:

超敏肌钙蛋白 I <0.01ng/mL。肌酸激酶同工酶 4IU/L(0~24IU/L)。清蛋白 39.9g/L,甘油三酯 1.62mmol/L,总胆固醇 2.76mmol/L(3.1~5.17mmol/L)。INR 1.04。

冠脉CT:右冠近段钙化斑块伴管腔重度狭窄,左前降支近段混合斑块伴管腔重度狭窄,左前降支中段心肌桥。

肺功能:轻度阻塞性通气功能障碍。

胸片:两肺少许支气管扩张及肺气肿改变。

诊断:冠状动脉粥样硬化性心脏病,不稳定性心绞痛,高血压3级(极高危),I期矽肺,肺气肿。

根据患者病情,医生建议患者急诊行经股动脉冠脉造影+PCI术。患者家属商议后签字同意。

讨论:

4.请简述冠脉造影术前护理要点。

四、案例进展(三)

完善术前准备后对患者施行了冠脉造影术。冠脉造影见左冠状动脉主干光滑,无明显狭窄,前降支近段斑块,中段心肌桥伴局部斑块,收缩期压缩约30%,回旋支内光滑,未见明显狭窄。右冠状动脉细小,近中段30%狭窄,圆锥支开口40%狭窄。予扩冠,未植入支架。术后回病房,测生命体征:T 36.6℃,R 20次/min,HR 98次/min,BP 135/65mmHg。右侧桡动脉穿刺处加压包扎,无主诉不适。

讨论:

5.请提出一个该患者术后的主要护理诊断/问题。

五、案例进展（四）

术后次日患者主诉阵发性气急不适,有咳嗽咳痰,为白色黏液痰。T 36.4℃,HR 84 次/min,R 19 次/min,BP 139/67mmHg,心电监护显示窦性心律。

讨论:

6.请结合患者病史,患者气急咳嗽的原因是什么? 提出护理诊断和护理措施。

案例五　心律失常（进展性）

一、案例引入

患者,女性,71 岁,退休工人。房颤病史 10 余年,射频消融术后 3 年余,再发半年。

患者 10 余年前无明显诱因下出现头晕、心悸、乏力,自觉心律不齐,发作时夜尿增多。入院诊断为"阵发性房颤",给予规律服用胺碘酮(可达龙)和拜阿司匹林治疗,症状控制较好,房颤仅偶尔发作。3 年前出现阵发性房颤频繁发作,且每次发作时头晕、心悸、乏力等症状较以前明显,遂入院行"心房颤动射频消融术",手术顺利。术后 3 个月出现频发房性期前收缩,给予普罗帕酮、美托洛尔和拜阿司匹林治疗后好转,但在劳累后仍可出现频发房性期前收缩。医生曾建议再次行射频消融术,患者怀疑手术治疗效果、上次术后体能恢复缓慢以及担心自己年纪大难以承受手术,因而拒绝。半年前患者又出现阵发性房颤和频发房性期前收缩,且半年来发作越来越频繁,每次发作时出现明显头晕、心悸、浑身无力,伴夜尿增多,无明显胸闷气急。为进一步诊治再次入院。医生建议再次行射频消融术,患者犹豫。

讨论:

1.需要从哪些方面进一步评估患者?

二、进一步评估

T 36.5℃,P 87 次/min,R 19 次/min,BP 123/78mmHg,HR 110 次/min,心律不齐,心音强弱不等,无病理性杂音,双下肢无水肿,心功能评估为Ⅰ级。心电图示:心房颤动,室上性心室律。

患者,高中文化,思维清晰,无沟通障碍。有高血压病史 20 多年,一直规律用药治疗,血压控制平稳。无烟酒嗜好,一子一女及配偶均健康,子女孝顺,有医保,家庭经济条件良好,患病以来心态良好,能遵从医生、护士的指导健康饮食和适当锻炼。因患房颤多年,对该疾病知识比较了解,但对射频消融术仍有较大顾虑。

讨论:

2.请提出该患者主要的护理诊断,按优先次序排列,简述护理措施。

三、案例进展(一)

入院第二天转为窦性心律伴频发房性期前收缩,生命体征:T 36.6℃,P 70 次/min,R 19 次/min,BP 127/67mmHg,HR 70 次/min,律不齐。血常规、尿常规、大便常规未见明显异常,肝肾功能正常。心超示轻度二尖瓣反流,轻度主动脉瓣反流。食道心超示左房、左心耳内未见明显云雾影,未见明显血栓形成。各项检查提示可行房颤射频消融术。

在医护人员的耐心解说和家属的动员下,患者经过慎重考虑,决定接受房颤射频消融术。拟于次日上午行房颤射频消融术。

讨论:

3.应对该患者做好哪些术前护理及必要的宣教?

四、案例进展(二)

患者术后第一天病情平稳,心电监护显示正常窦性心律,T 36.8℃,HR 78 次/min,R 18 次/min,BP 132/75mmHg。血常规示 WBC $6.2×10^9$/L,Hb 91g/L,PLT $124×10^9$/L。

术后用药:胺碘酮(可达龙)抗心律失常,华法林抗凝,贝那普利(洛汀新)降血压。

讨论:

4.请简述术后护理要点。

第三节　循环系统临床护理见习

一、见习目标

1. 观察循环系统常见的症状和体征:呼吸困难(与肺源性呼吸困难区别)、水肿、胸痛(心绞痛)、心悸、晕厥、异常脉搏、异常心律、异常心电图、二尖瓣面容、发绀、干湿啰音、腹水、肝肿大、颈静脉怒张、肝颈静脉反流阳性等,理解其临床意义。

2. 分析患者已做或将做的实验室和辅助检查:血常规、电解质、血脂、血糖、心肌坏死标记物、肝肾功能、血培养、心电图、X 线检查、心超、血管造影等,理解其临床意义。

3. 观察心内科病房设置和仪器设备。

4. 对一位循环系统疾病患者(心力衰竭、心律失常、高血压、冠心病、心瓣膜病、心肌疾病、心包疾病、感染性心内膜炎或其他循环系统疾病)开展护理见习。

(1)采集病史,通过问病史、护理体检、查阅病历资料等方式,全面收集患者的主、客观资料。

(2)基于已收集的患者资料进行分析,做出恰当的护理诊断,制订出护理计划。

(3)整理并撰写见习病例报告。

(4)结合所学理论知识正确解答患者疑问。

二、见习前知识技能准备

1. 心力衰竭患者的心功能分级标准。

2. 各种常见心律失常的心电图特点,心绞痛和心肌梗死的心电图变化。

3. 高血压的诊断和分级标准。

4. 心绞痛、心肌梗死的胸痛特点和鉴别。

5. 常用心内科药物的作用、用法、注意事项和不良反应:利尿类、洋地黄类、ACEI 和 ARB 类、β 受体阻断剂、各种抗心律失常药、硝酸甘油、溶栓药、抗凝药、各类降压药等。

6. 心力衰竭、房颤、冠心病、高血压、心脏瓣膜疾病患者的健康宣教。

三、循环系统疾病患者护理评估

(一)一般资料:

患者床号_____　　入院日期_____　　评估日期_____

性别_____　　年龄_____　　信息来源_____　　过敏史_____

付费方式:□自费　　□城镇医保　　□农村医保　　□其他_____

(二)心理社会精神评估:

职业_____　　婚姻状况_____　　教育水平_____　　宗教信仰_____

抽烟：□否　□是　_____ 支/天　烟龄_____ 年　□已戒

饮酒：□否　□是　□已戒

患者情绪_____　　休息和睡眠_____　　患者角色适应_____

经济状况：□良好　□一般　□差　　　　焦虑：□无　　□有

焦虑的原因：_____

主要照顾者：_____　　家庭应对问题：□无　　□有：_____

其他：_____

（三）目前医疗诊断：_____

（四）主诉：_____

_____

（五）现病史：

（六）实验室及辅助检查：

（七）目前治疗/用药：

（八）家族史、既往史：

（九）护理体检：

1. 一般情况

T(℃)	P(次/min)	R(次/min)	BP(mmHg)	体重(kg)	身高(cm)	BMI(kg/m^2)

2.循环系统评估

脉搏:□正常　□速脉　□缓脉　□交替脉　□期前收缩　□绌脉　□奇脉　□不规则脉

心律:□正常　□心动过速　□心动过缓　□心律不齐　□奔马律

心源性呼吸困难:□劳力性呼吸困难　□夜间阵发性呼吸困难　□端坐呼吸

□水肿:部位_____　程度_____　□凹陷性　□伴胸水　□伴腹水

□胸痛:部位_____疼痛评分_____　性质_____　持续时间_____
　　　缓解方式_____

□心悸　□晕厥　□心脏杂音　□心包摩擦音　□心功能分级_____　□卧位
_____

□起搏器　□其他_____

3.其他系统评估

呼吸:□正常　□异常节律_____　□咳嗽　□咳痰　□气管插管　□气管切开
　　　□正常呼吸音　□呼吸音减弱　□啰音　□哮鸣音　□喘息音
　　　□氧气_____(给氧方法、流量或浓度)　□其他_____

消化:□正常　□胃纳差　□饮食医嘱_____(普食、半流质、流质、糖尿病等)
　　　□正常大便　□便秘　□其他_____

泌尿:□自主排尿　□多尿　　□少尿　□无尿　□尿失禁　□导尿管　□膀胱造瘘管
　　　□尿液浑浊　□其他_____

神经:□清醒　□意识障碍_____　□感觉异常_____　□运动障碍_____

皮肤黏膜:□弹性、色泽、温度、湿度正常　□弹性差　□苍白　□发绀　□潮红

□二尖瓣面容　□其他异常情况描述:_____

4.损伤的风险评估

压疮风险评分(Braden Scale):_____

感觉	潮湿	活动方式	活动能力	营养	摩擦力/剪切力
1 完全受限	1 一直潮湿	1 卧床	1 完全受限	1 极差	1 已存在问题
2 极度受限	2 潮湿	2 轮椅	2 极度受限	2 差	2 潜在问题
3 轻度受限	3 很少潮湿	3 很少行走	3 轻度受限	3 良好	3 没有明显问题
4 没有改变	4 没有潮湿	4 经常行走	4 没有改变	4 极佳	

若压疮风险评分总分≤18分,提示有发生压疮的风险,应采取积极的预防措施

坠落或跌倒风险评分:_____

2 意识模糊、无定向力	2 近期有意识丧失、癫痫史	1 视物障碍
2 近3月内有3次以上坠床/跌倒史	2 诊断为体位性低血压	1 吸毒或酗酒
2 站立不稳	1 使用抗高血压药物	1 年龄≥65 岁
2 镇静期间	1 体能虚弱	

若坠落或跌倒风险评分总分≥3分,提示患者有坠床或跌倒的高风险,需要采取防范措施

四、护理计划

仔细分析你见习时采集的患者资料,提出主要护理诊断/问题,写出护理措施。

护理诊断/问题及相关因素	诊断依据	护理措施

(洪少华 姜江芬)

第三章　消化系统疾病患者的护理

第一节　消化系统常用护理技术

【实训要求】　通过消化系统常用护理技术的实训操作,掌握三腔二囊管压迫止血护理、胃酸分泌功能检查护理、尿素呼气试验护理、腹腔穿刺护理等临床常用专科护理操作技术,理解操作目的,熟悉操作流程和注意事项并能实施应用。

实训一　三腔二囊管压迫止血护理

一、实训目的

通过实训,学会三腔二囊管压迫止血护理的操作技术,能说出三腔二囊管压迫止血的目的、适应证、禁忌证和注意事项,能独立完成三腔二囊管压迫止血护理的操作。

二、知识链接

1. 原理　通过向三腔二囊管的胃气囊和食管气囊注入适量空气,使胃气囊和食管气囊充气,压迫曲张的食管、胃底静脉,达到机械压迫止血的作用。

2. 适应证　食管、胃底静脉曲张破裂大出血。

3. 禁忌证　严重冠心病、高血压、心功能不全者慎用。

三、操作步骤

1. 实训准备

(1)熟悉患者病情,向患者解释操作目的和操作过程,取得配合。

(2)检查患者鼻腔,有无鼻息肉、鼻甲肥厚、鼻中隔偏曲等不宜插管的情况,选择鼻腔较大侧插管。

(3)用物准备:三腔二囊管、分别写有"胃气囊"和"食管气囊"的小布胶各一块、手套、纱布、液状石蜡、50mL 注射器、止血钳 3 把、治疗盘、血压计、0.5kg 重沙袋(或盐水瓶)及带滑轮的悬挂支架、牵引绳或绷带。

2. 操作流程

(1)戴口罩、帽子,洗手,戴手套。

(2)向患者解释,检查患者鼻腔,清除鼻腔内的结痂及分泌物。对躁动不安或不合作的患者,可遵医嘱肌内注射地西泮(安定)5～10mg。

(3)认真检查三腔二囊管气囊有无松脱、漏气,充气后膨胀是否均匀,通向三腔的管道是否通畅,找到食管气囊和胃气囊通道的外口并贴上标签,以防混淆;以三腔二囊管气囊测量患者鼻尖到耳垂到剑突的长度,做好标记。

(4)抽尽双气囊内气体,将三腔管之前端及气囊表面涂以液状石蜡。将三腔管从患者鼻腔送入,达咽部时嘱患者吞咽,使三腔管顺利送入至标记处;昏迷患者可将头部托起与躯干呈15°～30°角,使会厌闭合,便于插入管子。用注射器连接胃管腔以抽吸胃液,确认管腔末端已达胃内。

(5)用50mL注射器先向胃气囊注入空气150～200mL,使胃气囊充气,将血压计脱开袖带,然后血压计与胃气囊外口相连测压,使囊内压达到约50mmHg为宜。用血管钳将此管腔钳住,然后将三腔二囊管向外缓缓牵拉,感觉有中等度弹性阻力时,表示胃气囊已压于胃底部。

(6)以0.5kg重沙袋通过带滑轮的悬挂支架持续牵引三腔管,以达到充分压迫之目的。

(7)观察止血情况,若仍未能压迫止血者,再向食管气囊内注入空气约100mL,以血压计测囊内压,使之达到约40mmHg,然后钳住此管腔,以直接压迫食管下段的曲张静脉。

(8)插管完成后,定时由胃管腔内抽吸胃内容物,以观察有无继续出血,并可自胃管腔进行鼻饲和有关治疗。

(9)气囊充气加压12～24h应放松牵引,放气15～30min,以防止胃底黏膜与气囊粘连或坏死。放气前先口服液状石蜡15～20mL。放气的同时观察出血是否停止,如出血未停止,则再注气加压;若出血停止,则继续放气观察,观察24h未再出血可考虑拔管。

(10)拔管:嘱患者口服液状石蜡15～20mL,以润滑黏膜及三腔二囊管壁,然后抽尽双囊气体,以缓慢轻巧的动作拔管。昏迷患者可继续保留管道作胃管使用,从胃管腔注入药物和鼻饲食物。

3. 注意事项

(1)操作最好在呕血的间歇期进行,以免引起胃液反流入气管引起窒息。

(2)定期测量气囊内压力,压力过低不能止血,过高则可引起组织坏死。

(3)插管过程中若患者出现刺激性呛咳则提示误入气管,应立即拔出。

(4)防止鼻翼压迫性坏死,可用棉花等柔软物垫于鼻翼与导管接触部位,以减轻压迫摩擦。

(5)必要时适当约束患者双手,注意观察患者有无呼吸困难或窒息的表现,一旦发生应立即放气,拔出管子。

(6)经常清除口腔、鼻腔分泌物,避免误吸。

(7)拔管前必须口服液状石蜡,不可从胃管腔注入,否则不能起到润滑黏膜及三腔二囊管壁,防止胃底黏膜与气囊粘连之目的。

四、思考与讨论

1.上消化道出血时怎样估计出血量？

2.上消化道出血患者评估到哪些情况提示出血未停止或有再次出血的可能？

3.使用三腔二囊管压迫止血可能有哪些并发症？如何预防？

五、延伸阅读

食道胃底静脉曲张破裂出血的抢救护理

你知道吗？三（四）腔二囊管压迫止血对食道胃底静脉曲张破裂出血治疗有特效，但并非首选的止血治疗措施。

食道胃底静脉曲张破裂出血常常有出血量大、出血速度快、再出血率高、死亡率高等特点，属于临床急症，需要迅速采取积极措施进行抢救。抢救护理要点包括：迅速开通两路静脉并补充血容量，防止失血性休克，给予止血治疗，纠正水电解质酸碱平衡失调。其中，止血治疗往往需要采取多种措施，一般首选药物止血。常用药物有血管加压素、生长抑素及其拟似物。生长抑素对内脏出血的止血效果肯定，是近年来治疗食道胃底静脉曲张破裂出血的最常用药物。

若使用药物不能有效止血，应及时采取三（四）腔二囊管压迫止血。三（四）腔二囊管压迫止血对食道胃底静脉曲张破裂出血的止血效果肯定，但因为并发症多、患者痛苦、早期再出血率高等缺点，目前只作为药物治疗不能控制时的暂时过渡性措施，一旦出血得到基本控制，病情稳定后，应尽早进行内镜检查和止血治疗。

如果以上内科治疗不能达到满意疗效，或预计患者再次发生食道胃底静脉曲张破裂大出血的可能性大时，应考虑外科手术治疗，如门体静脉分流术。

六、在线学习

1.三腔二囊管压迫止血护理（PPT）

学习心得：_____

_____

_____

_____

二维码 10

2. 三腔二囊管压迫止血护理(视频)

学习心得:＿＿＿＿＿＿＿＿＿＿＿＿＿＿＿＿＿＿＿＿＿＿＿＿

＿＿＿＿＿＿＿＿＿＿＿＿＿＿＿＿＿＿＿＿＿＿＿＿＿＿＿＿＿＿

二维码 11

七、考核评分标准

项目		技术操作要求	分值	扣分标准	得分
目的与禁忌证		用于食管、胃底静脉曲张破裂大出血者压迫止血,有严重冠心病、高血压、心功能不全者慎用	5	讲不全酌情扣分	
实训准备		用物:三腔二囊管、50mL 注射器、止血钳 3 把、治疗盘、纱布、液状石蜡、0.5 千克重沙袋(或盐水瓶)、血压表、绷带、宽胶布	5	少一样扣 0.5	
		向患者解释操作目的; 检查鼻腔,选择鼻腔较大侧插管; 清洁鼻腔	5	未解释扣 2 未检查扣 2 未清洁扣 1	
		自身准备:戴口罩、帽子,洗手,戴手套,携用物到患者床边	5	准备不全酌情扣 1~5	
操作流程	插管	打开三腔二囊管包装,仔细检查管道通畅,气囊无漏气,并做好胃管气囊和食管气囊的标记	5	未检查扣 3 未标记扣 2	
		用石蜡油充分润滑三腔二囊管头端及气囊,测量患者耳垂至鼻尖再至剑突的距离,做好标记,经鼻腔或口腔插管至胃内,插入至咽部时嘱患者做吞咽动作	10	未测量扣 2 未标记扣 2 未润滑扣 3 未嘱吞咽动作扣 3	
		抽胃液,确认已插入胃内; 先向胃气囊注气 150~200mL,接血压计测囊内压达到约 50mmHg,封闭管口,向外缓缓牵拉,感觉有中等度弹性阻力时,表示胃气囊已压于胃底部,以 0.5kg 重沙袋通过带滑轮的悬挂支架持续牵引三腔管; 若出血未止,再向食管气囊充气约 100mL,使囊内压达到约 40mmHg,并封闭管口	40	未抽胃液,扣 5 注气顺序错误,扣 10 注气量错误,每次扣 5 未封闭管口,每次扣 5 封闭管口时漏气,每次扣 3 牵引方法错误,酌情扣 1~4	
		观察并记录引流液	4	未观察记录扣 4	
	拔管	拔管指征:出血停止,放松牵引,气囊放气,保留管道并观察 24h 未再出血的,可拔管	5	酌情扣分	
		拔管方法:口服液状石蜡 20~30mL,抽尽囊内气体,以缓慢轻巧的动作拔管	6	未口服石蜡扣 3 动作粗暴扣 3	
护理评价		操作熟练; 操作中注意与患者沟通,体现人文关怀	10	酌情扣分	
合 计			100	总得分	

实训二　胃酸分泌功能检查

一、实训目的

通过实训,熟悉胃酸分泌功能检查的方法和目的,能够熟练置入胃管并以正确的方法抽取胃液和给药,准确地协助医生完成该项检查。

二、知识链接

1. 原理　收集患者空腹及应用刺激剂后的胃液标本,通过对比胃液中有关成分的含量及在单位时间内的排出量来判断胃酸分泌功能。

2. 适应证　①辅助诊断高胃酸分泌的疾病,如胃泌素瘤;②辅助诊断低胃酸或无胃酸分泌的疾病,如恶性贫血、巨大胃黏膜肥厚症等;③胃大部分切除术和迷走神经切除术前估计手术的预期效果;④制酸剂、抗酸剂等药物的疗效评价。

3. 禁忌证　①食管肿瘤、狭窄或重度静脉曲张者;②上消化道出血止血不足 2 周者;③心肺功能不全、哮喘发作者;④鼻咽部有急性感染者;⑤有胃液潴留的患者应先解除胃液潴留后再进行胃酸测定。

三、操作步骤

1. 实训准备

(1)向患者说明检查方法和意义,取得配合。

(2)抽胃液前 3d 停用任何影响胃液分泌的药物。

(3)检查前禁食 12h 以上。

(4)用物准备:胃管、纱布、液状石蜡、治疗巾、注射器、手套、胶布、清洁大量杯、治疗盘、试管等。

2. 操作步骤

(1)胃管插入:

1)自身准备,戴帽子、口罩,洗手,携用物至患者床边。

2)患者取坐位或半卧位,有活动假牙者取下,嘱患者放松。

3)打开插胃管包,戴手套,铺治疗巾于患者胸前。

4)以纱布倒取适量液状石蜡,涂于胃管,测量胃管插入长度并标记,左手持胃管,右手将胃管前端送入一侧鼻腔内,当插入至咽喉部(14~16cm)时,嘱患者做吞咽动作,以顺利插入胃管。

5)胃管插入到标记处时,抽吸胃液以证明其在胃内,用胶布将胃管妥善固定。

(2)胃液留取:

1)将空腹胃液全部抽出,标记为“0”,记录总量,取 10mL 送检,以测定总酸度。

2)继续抽吸 1h 胃液量:每隔 15 分钟采集 1 次胃液,共 4 次,测定基础胃酸排泌量。

3)给予五肽促胃液素 $6\mu g/kg$,肌注后,每隔 15 分钟采集 1 次胃液,共 4 次,测定刺激后的最大胃酸排泌量和高峰胃酸排泌量。

(3)术后护理:抽胃液完毕后拔除胃管(也可视需要留置胃管作治疗或鼻饲用),协助患者漱口、洗脸,嘱患者卧床休息,待不适缓解后才能进食;观察患者有无恶心、呕吐、呕血、黑便等异常现象,一旦发生及时报告医生并协助处理。

四、思考与讨论

胃酸分泌功能检查的正常值是多少?

实训三　尿素呼气试验

一、实训目的

通过实训,熟悉尿素呼气试验的操作方法,能够正确指导患者准备该项试验以及试验过程中指导患者正确呼气和收集呼出气体标本,理解并能向患者解释试验目的和意义。

二、知识链接

1. 原理　幽门螺杆菌可产生高活性的尿素酶。当患者服用碳 14 标记的尿素后,如患者的胃内存在幽门螺杆菌感染,胃中的尿素酶可将尿素分解为氨和碳 14 标记的 CO_2,碳 14 标记的 CO_2 通过血液经呼气排出,定时收集呼出的气体,通过分析呼气中碳 14 标记的 CO_2 的含量即可判断患者是否存在幽门螺杆菌感染。碳 14 为放射性元素,有引起基因突变的可能,临床也用更稳定的元素碳 13 来进行尿素呼气试验,安全性更高。碳 14 或碳 13 试验无痛、无创、快速简便、无交叉感染,是目前诊断幽门螺杆菌感染的最佳方法之一。

2. 适应证　①消化不良初诊者,临床怀疑有幽门螺杆菌感染;②急慢性胃炎和胃、十二指肠溃疡;③预防胃癌或有胃癌家族史者;④幽门螺杆菌根除治疗后疗效评价和复发诊断;⑤长期使用 NSAID 类药物者;⑥幽门螺杆菌感染的流行病学调查与筛选。

3. 禁忌证　因同位素碳具有放射性,可能引起基因突变,孕妇、哺乳期妇女尽量不做此试验。

三、操作步骤

1. 实训准备　①向患者解释试验目的、操作过程和配合要领,以顺利完成试验;②患者必须停用抗生素和铋剂 30d,停用质子泵抑制剂 2 周,检查前禁食 6h 以上;③用物准备:一粒碳 14(或碳 13)尿素胶囊、集气瓶(或集气袋)。

2. 操作步骤

(1)检查时先让患者口服一粒碳 14(或碳 13)尿素胶囊。

(2)静坐 25min 后,患者直接向集气瓶内呼气,患者呼气后集气瓶中的液体由粉红色变成无色为止,或患者持续呼气时间已经达到 3min 后即可停止呼气。

(3)向集气瓶中加入 4.5mL 稀释闪烁液后,加盖旋紧,置于液闪仪中进行检测。

(4)记录检测结果。

3. 注意事项

(1)下列因素可导致假阴性,应避免:①患者在近一个月内使用了抑制幽门螺杆菌的药,如抗生素、铋剂等;②患者在近一周内曾有上消化道出血的病史;③患者没有空腹,胃中有食物,口服碳 14 尿素胶囊难以与胃黏膜接触。

(2)检查过程中患者应当保持安静休息,因为剧烈运动后血中的酸碱度变化可能影响同位素标记 CO_2 的呼出,另外,在患者呼气时应当嘱咐患者注意不要将集气瓶中的液体误吸入口腔。

四、思考与讨论

1.幽门螺杆菌与慢性胃炎和消化性溃疡的发病有何关系?

2.除幽门螺杆菌外,消化性溃疡的病因还有哪些? 这些病因在胃和十二指肠溃疡的发病过程中分别起什么作用?

实训四　腹腔穿刺术

一、实训目的

通过实训,熟悉腹腔穿刺术的操作方法及护理配合,掌握腹水标本留取、放腹水及向腹腔内注射药物治疗的方法。

二、知识链接

1. 适应证　①需要抽取腹腔积液进行各种实验室检查以明确病因者;②大量腹水,需抽放腹水以缓解胸闷、气短等症状者;③需要向腹腔内注入药物治疗者。

2. 禁忌证　①有肝性脑病先兆者;②确诊有粘连性结核性腹膜炎、包虫病、卵巢肿瘤者。

三、操作步骤

1. 实训准备　①向患者解释操作目的、操作过程、操作过程中可能有的不适,减轻患者的顾虑和不安,取得配合;②如为少量腹水或包裹性腹水患者,提前联系 B 超并协助定位,做好穿刺点标记;③用物准备:腹腔穿刺包(内含无菌纱布、洞巾、腹腔穿刺针、血管钳 2 把、弯盘)、碘伏消毒棉球、无菌手套、2％利多卡因、5mL 注射器、50mL 注射器、大量杯(腹水量多者还需要准备盛腹水的容器)、无菌试管若干、多头腹带、胶布,如需留置管道用作反复放腹水者还需准备一套带软套管的穿刺针和 3M 透明敷贴。

2. 操作流程

(1)戴帽子、口罩,洗手,携用物至患者床边,嘱患者排空膀胱以免误伤。

(2)测量腹围、脉搏、血压,并记录,便于术后对照。

(3)协助患者坐在靠背椅上,或平卧、半卧、稍左侧卧位,尽量使患者舒适,拉上床帘。

(4)选择穿刺点:①一般选择脐与左髂前上棘连线的中外 1/3 交界处;②也可取脐与耻骨联合中点上 1cm、偏左或右 1.5cm 处;③侧卧位穿刺点取脐平面与腋前线或腋中线交点处;④根据 B 超定位选择穿刺点。

(5)对穿刺部位常规消毒,戴无菌手套,铺洞巾。

(6)以 5mL 注射器抽取 2％利多卡因,自皮肤至腹膜壁层逐层浸润麻醉。

(7)术者左手固定穿刺部位皮肤,右手持腹腔穿刺针经麻醉处逐步刺入腹腔,注意穿刺针与腹壁垂直,待感到针尖抵抗感突然消失时,表示已经穿过腹膜壁层,助手以血管钳固定针头,即可行抽取和引流腹水。

(8)以 50mL 注射器抽取腹水适量,助手协助以无菌试管留取标本送检。

(9)放液结束后拔出穿刺针,穿刺部位盖上无菌纱布,用胶布固定,并用多头绷带将腹部包扎,嘱患者术后卧床休息 8～12h。

（10）若需留置穿刺针作反复放腹水者,应选择带软套管的无菌穿刺针,穿刺成功后退去针芯,夹闭软针管,再以无菌 3M 透明敷贴固定,首次放腹水后用肝素帽以无菌操作方法封闭穿刺针尾,再次放腹水时以无菌操作打开肝素帽即可使用,可避免反复穿刺。

（11）穿刺过程及抽放腹水的过程中,注意观察患者有无头晕、恶心、心悸、气短、面色苍白等反应,并对症处理。

（12）观察并记录腹水的性质、放腹水的量、颜色及患者的反应,再次测量腹围、脉搏、血压,并记录。

3. 注意事项

（1）对于大量腹水者,一次性放腹水不宜太多,速度不宜过快,以防腹内压骤降而诱发低血压和休克。

（2）对于肝硬化腹水患者,一次性放液体量不超过 3000mL,以免诱发肝性脑病。

（3）术后应密切观察穿刺部位有无渗液、渗血、有无腹部压痛反跳痛和腹肌紧张等腹膜炎症状,一旦发现应立即报告医生并配合处理。

四、思考与讨论

有大量腹水的患者饮食应注意什么?

第二节　消化系统疾病护理案例

【目的与要求】　通过消化系统疾病护理案例分析,进一步巩固消化系统常见疾病的病因、发病机制、临床表现、实验室和其他检查、治疗原则、护理诊断、护理措施及健康教育。通过模拟个案护理,能够熟练地运用护理程序的工作方法,对患者进行护理评估、护理诊断、护理计划、模拟实施护理措施并评价效果,从而全面训练学生的评判性思维能力和临床护理思维能力,提高学生的临床综合实践能力。

【知识要点归纳】

1. 你如何根据呕吐物的量、性质、呕吐出现的时间、频度来判断患者的呕吐病因? 如何护理呕吐患者?

2.钡餐造影、钡灌肠造影、胆囊检查及腹部 CT 检查前应分别做哪些准备？

3.腹痛的部位、性质和程度与疾病有何关系？

4.对腹泻患者进行病情观察需包括哪些内容？其饮食注意什么？

5.胃镜检查在慢性胃炎和消化性溃疡的诊断中有何作用？

6.幽门螺杆菌感染患者的"三联治疗"包括哪几类药物？简述每种药物的用药注意事项及主要不良反应。

7.简述胃炎患者的饮食护理。

8.胃溃疡和十二指肠溃疡分别好发于什么部位？简述两者的临床表现特点。

9.消化性溃疡有哪些并发症？患者出现哪些临床表现提示有并发症？

10.列出消化性溃疡的"疼痛"和"营养失调:低于机体需要量"护理措施。

11.试从"肝功能减退"和"门静脉高压"两个方面简述肝硬化失代偿期患者的临床表现。

12.肝硬化患者常见的并发症有哪些？

13.肝硬化腹水的治疗措施有哪些？如何做好相应的治疗配合及护理？

14.简述肝硬化患者的饮食护理。

15.比较肝性脑病各期的临床表现。

16.如何去除和避免肝性脑病的诱因？

17.肝性脑病患者饮食应如何安排？

18.请详细叙述肝性脑病患者"意识障碍"的护理措施。

19.急性胰腺炎患者有哪些特征性临床表现？其腹痛有何特点？

20.血、尿淀粉酶和血脂肪酶测定在胰腺炎诊断中有何意义？

21.简述急性胰腺炎患者腹痛的护理措施。

22.重症急性胰腺炎低血容量休克时如何配合抢救？

23.肠结核的发病与肺结核有什么关系？如何预防肠结核？

24.抗结核化学治疗原则是什么？如何对肠结核患者进行用药指导？（请结合肺结核相关知识）

25.如何观察上消化道出血患者的呕吐与黑便？

26.如何护理上消化道大量出血患者？

案例一　急性胰腺炎

患者,女,51 岁,上腹部剧痛、伴恶心、频繁呕吐约 6h,急诊入院。

护理评估:T 37.8℃,P 92 次/min,R 22 次/min,BP 130/75mmHg,体型肥胖,神志清,痛苦貌,皮肤巩膜无黄染,腹部微膨隆,腹部脂肪厚,无胃肠型及蠕动波,腹背部皮肤无出血点及瘀斑,上腹部有明显压痛,无肌紧张和反跳痛,Murphy 征阳性,肝区无叩击痛,腹部移动性浊音阴性,肠鸣音减弱,心肺检查无异常。患者自述在晚餐酒宴过程中突发症状,当时有吃较多荤菜和饮酒;有慢性胆囊炎病史 5 年,未正规治疗,无其他慢性病史。

实验室检查:WBC $1.2×10^9$,中性粒细胞占 90%;血淀粉酶 1435U/L,尿淀粉酶 1172U/L。B 超:胰腺回声减低,胰腺周围有不规则液性暗区;胆囊壁增厚。

诊断:急性胰腺炎。

讨论:

1.根据病史判断,该患者急性胰腺炎的病因和诱因分别是什么?应如何给予相应的健康教育?

2.患者女儿看到化验单上血尿淀粉酶很高,而正常参考值为血淀粉酶<220U/L,尿淀粉酶<1200U/L,问其母亲是否病情危重,你将如何向患者及家属解释病情?

3.目前主要的护理诊断有哪些?应采取哪些护理措施?

案例二　肝硬化

　　患者,男性,47 岁,反复上腹隐痛伴乏力、畏食、消瘦,2 月余,自以为是消化不良而自服健胃消食片,未见好转。一周前出现明显腹胀不适,因而入院诊治。初步诊断为"肝硬化"。

　　护理评估:T 37.5℃,P 78 次/min,R 24 次/min,BP 125/85mmHg,神志清,慢性病容,面颈部可见蜘蛛痣,肝掌,皮肤巩膜无明显黄染;腹部膨隆,腹壁可见静脉曲张;肝、脾肋下可及,肝脏触诊质地中等硬,表面平滑;踝部指压凹陷性水肿;无呕血黑便。

　　患者性格豪爽,喜欢豪饮,十多年来常常大量饮酒;偶尔抽烟;无肝炎病史;既往身体健康,很少上医院。

　　实验室检查:WBC 3.5×10^9/L,Hb 90g/L;血浆清蛋白 25g/L,肝功能检查示 ALT 120U/L。胃镜可见食管胃底静脉曲张。

　　讨论:

　　1. 根据上述病史资料,该患者肝硬化最可能的病因是什么?

　　2. 从该患者的临床表现看,属于肝硬化哪个临床分期?

　　3. 请提出主要护理诊断、相关因素,制订相应护理措施。

案例三　十二指肠球部溃疡(进展性)

一、案例引入

患者,男性,28岁,单身,大学文化,某公司职员。反复上腹疼痛半年余。腹痛常于餐后2~3h出现,为烧灼样疼痛,伴反酸、嗳气,进食后疼痛可缓解。

护理评估:T 37.1℃,P 72次/min,R 16次/min,BP 122/78mmHg。体重67kg,身高178cm,消瘦。心肺无异常。肝脾未及。幽门螺杆菌检测(+),大便隐血试验(-)。

患者有烟酒嗜好,未戒,抽烟每天1包,因近半年来饮酒后常出现腹部不适,仅在应酬时少量饮酒。平时工作压力较大,饮食起居不规律,习惯于晚睡晚起。

讨论:

1.请根据以上病史资料判断患者最可能的医疗诊断,简述理由。

二、案例进展(一)

患者胃镜检查结果提示"十二指肠球部溃疡",医生开出医嘱,摘要如下:奥美拉唑片、阿莫西林胶囊、甲硝唑片、氢氧化铝凝胶片,口服,饮食宜清淡易消化。

讨论:

2.患者询问为什么要吃这么多药,你如何回答?

3.患者不习惯清淡饮食,自备辣椒酱下饭。你发现这一现象后会怎么做?

4.请结合患者情况制订相应的护理计划。

三、案例结局

患者经治疗两周后症状明显好转,复查胃镜溃疡已愈合,幽门螺杆菌转(一)。你给患者做健康宣教,要求患者做到规律生活,戒烟戒酒。患者表示因工作原因很难做到规律起居,应酬和朋友聚会不可能不喝酒,戒烟也有难度。

讨论:

5.针对患者的反应,你怎么做?

四、在线学习

十二指肠球部溃疡:参考解析(PPT)

学习心得:＿＿＿＿＿＿＿＿＿＿＿＿＿＿＿＿＿＿＿＿＿＿

＿＿＿＿＿＿＿＿＿＿＿＿＿＿＿＿＿＿＿＿＿＿＿＿＿＿＿

＿＿＿＿＿＿＿＿＿＿＿＿＿＿＿＿＿＿＿＿＿＿＿＿＿＿＿

二维码 12

＿＿＿＿＿＿＿＿＿＿＿＿＿＿＿＿＿＿＿＿＿＿＿＿＿＿＿

案例四　消化道出血(进展性)

一、案例引入

ICU 病房,护士小余接到急诊室护士通知,即将收治一位消化道出血患者,该患者为男性,58 岁,因呕血半天伴意识不清 1h 急诊入院,出血量不详,目前意识模糊,烦躁。

讨论:

1.如果你是护士小余,你会做好哪些接收患者的准备?

二、案例进展(一)

5min后,患者由平车推送入ICU,护士小余一边安置患者,接心电监护仪,一边评估:患者意识模糊,烦躁,不配合,双瞳孔等大等圆,对光反射灵敏。面色苍白,皮肤湿冷,呼吸急促,双肺呼吸音清,HR 114 次/min,窦性心律,BP 144/83mmHg。小余立即提出首要的护理问题为"潜在并发症:低血容量性休克"。

讨论:

2.你认为小余提的护理问题正确吗? 为什么?

3.你还需要马上评估哪些内容(或与急诊护士交接哪些病情)?

三、进一步评估

已开通一路静脉,急诊室已用奥美拉唑 40mg 加入生理盐水 100mL 静滴一次,已输入平衡液 300mL,仍有 200mL 正在输注。入院后解黑便一次,约 300mL,未呕血。已抽血查血常规、肝肾功能,报告未回。

讨论:

4.需要立即给予哪些护理措施?

四、案例进展(二)

小余立即给予面罩吸氧,开通两路静脉,遵医嘱给予补液、输血、止血、奥美拉唑抑酸、头孢噻肟抗炎、乳果糖降血氨等治疗。床边备三腔二囊管。

血常规、肝肾功能示:WBC $21.3×10^9$/L,Hb 40g/L,血糖 18.18mmol/L,清蛋白31g/L,血氨 311.2μmol/L,PT 16.2s(延长),ALT 61U/L(正常值 5~45U/L),AST133U/L(正常值 5~35U/L),血肌酐 133mmol/L(正常值 40~115mmol/L),K4.9mmol/L,Na 147mmol/L,Ca 1.9mmol/L。

主要诊断:上消化道大量出血,原因待查。

讨论:

5.综合考虑以上评估信息,患者昏迷的原因可能是什么?

6.你还可以提出什么护理诊断/问题? 简述护理措施。

五、病情演变

入院 2d 后出现肝酶、肌酐、尿素氮明显升高,少尿(24h 尿量仅 350mL),医生判断为肝肾综合征。给予留置临时血透管,行 CRRT 治疗(持续床边肾脏替代治疗)。

讨论:

7.何谓肝肾综合征? 结合急性肾衰竭护理,阐述此期护理要点。

六、案例结局

经积极抢救治疗,患者病情稳定,各项检验指标恢复正常。现停用 CRRT,给予呋塞米利尿治疗,关注液体进出量平衡。

讨论:

8.该患者病情稳定后,应重点给予哪些方面的健康宣教?

第三节　消化系统临床护理见习

一、见习目标

1.观察消化系统常见的症状和体征:恶心呕吐、腹痛、腹泻、腹胀、吞咽困难、嗳气、反酸、烧心感、食欲不振、便秘、黄疸、呕血、黑便、出血倾向、肝掌、蜘蛛痣、贫血、肝性脑病等,理解其临床意义。

2.分析患者已做或将做的实验室和辅助检查:粪便检查(常规、细菌学、寄生虫、隐血)、肝功能、血沉、血尿淀粉酶、肝炎病毒标志物、内镜检查、活组织和脱落细胞检查、B超、钡餐检查、胆囊造影、CT等,理解其临床意义。

3.观察消化科病房设置和仪器设备。

4.对一位消化系统疾病患者(慢性胃炎、消化性溃疡、溃疡性结肠炎、肝硬化、肝性脑病、急性胰腺炎、上消化道大量出血等,或其他消化系统疾病)开展护理见习。

(1)采集病史,通过问病史、护理体检、查阅病历资料等方式,全面收集患者的主、客观资料。

(2)基于已收集的患者资料进行分析,做出恰当的护理诊断,制订出护理计划。

(3)整理并撰写见习病例报告。

(4)结合所学理论知识正确解答患者疑问。

二、见习前知识技能准备

1.各种标本采集方法和各种特殊检查的准备:各种粪便标本采集法、肝功能(空腹)、钡餐前肠道准备、胆囊造影前准备、CT和MRI前准备。

2.腹腔穿刺术前、术中及术后护理。

3.三腔二囊管的护理。

4.慢性胃炎、消化性溃疡、急性胰腺炎、肝硬化、上消化道出血患者的健康宣教。

三、消化系统疾病患者护理评估

(一)一般资料

患者床号_____　入院日期_____　评估日期_____

性别_____　年龄_____　信息来源_____　过敏史_____

付费方式:□自费　□城镇医保　□农村医保　□其他_____

(二)心理社会精神评估

职业_____　婚姻状况_____　教育水平_____　宗教信仰_____

抽烟:□否　□是_____支/天　烟龄_____年　□已戒　饮酒:□否　□是　□已戒

患者情绪_____　　休息和睡眠_____　　患者角色适应_____

经济状况:□良好　　□一般　　□差　　焦虑:□无　　□有

焦虑的原因:_____

主要照顾者_____　　家庭应对问题:□无　　□有_____

其他:_____

　　(三)目前医疗诊断:_____

　　(四)主诉:_____

_____

　　(五)现病史:

　　(六)实验室及辅助检查:

　　(七)目前治疗/用药:

　　(八)家族史、既往史:

　　(九)护理体检:

　　1.一般情况

T(℃)	P(次/min)	R(次/min)	BP(mmHg)	体重(kg)	身高(cm)	BMI(kg/m^2)

　　2.消化系统评估

□食欲正常　　□食欲差　　□饮食医嘱_____(普食、半流质、流质、糖尿病等)

□恶心　□呕吐:量_____,颜色_____,气味_____,性质_____

□腹痛:疼痛评分_____,部位_____,性质_____,规律_____

□正常大便　□便秘　□腹泻_____次/天　粪便颜色_____,量_____,性质_____

□吞咽困难　□反酸　□嗳气　□烧心感　□腹胀　□腹水　□气腹

肠鸣音:□减弱　□亢进　　□腹部震水音　□移动性浊音

皮肤黏膜:□弹性、色泽、温度、湿度正常　□弹性差　□皮肤干燥　□毛发干枯　□反甲

　　　　　□苍白、贫血貌　□舌炎与口角炎　□黄疸　巩膜黄染　□蜘蛛痣　□肝掌

　　　　　□发绀　□潮红　□脱水　□水肿(程度_____)　□其他_____

营养状况:□良好　□差　□体型正常　□肥胖　□消瘦

其他消化系统症状描述:_____

　　3.其他系统评估

循环:□正常　　□异常脉搏_____　　　□异常心律_____　　　□起搏器　　□其他:_____

呼吸:□正常　□异常节律_____　□咳嗽　□咳痰　□咳粉红色泡沫痰

　　　□正常呼吸音　□呼吸音减弱　□湿啰音　□哮鸣音　□喘息音

　　　□氧气_____(给氧方法、流量或浓度)　□其他:_____

泌尿:□正常　□多尿　□少尿　□无尿　□尿失禁　□导尿管　□其他_____

神经:□清醒　□意识障碍　□肝性脑病　□感觉异常_____　□运动障碍_____

其他异常情况描述:_____

　　4.损伤的风险评估

　　压疮因素风险评分(Braden Scale):_____

感觉	潮湿	活动方式	活动能力	营养	摩擦力/剪切力
1 完全受限	1 一直潮湿	1 卧床	1 完全受限	1 极差	1 已存在问题
2 极度受限	2 潮湿	2 轮椅	2 极度受限	2 差	2 潜在问题
3 轻度受限	3 很少潮湿	3 很少行走	3 轻度受限	3 良好	3 没有明显问题
4 没有改变	4 没有潮湿	4 经常行走	4 没有改变	4 极佳	

若压疮风险评分总分≤18分,提示有发生压疮的风险,应采取积极的预防措施

　　坠落或跌倒风险评分:_____

2 意识模糊、无定向力	2 近期有意识丧失、癫痫史	1 视物障碍
2 近3月内有3次以上坠床/跌倒史	2 诊断为体位性低血压	1 吸毒或酗酒
2 站立不稳	1 使用抗高血压药物	1 年龄≥65岁
2 镇静期间	1 体能虚弱	

若坠落或跌倒风险评分总分≥3分,提示患者有坠床或跌倒的高风险,需要采取防范措施

四、护理计划

仔细分析你见习时采集的患者资料,提出主要护理诊断/问题,写出护理措施。

护理诊断/问题 及诊断依据	相关因素	护理措施

（洪少华）

第四章　泌尿系统疾病患者的护理

第一节　泌尿系统常用护理技术

【实训要求】　通过腹膜透析护理的实训操作,掌握这一临床常用专科护理操作技术,理解操作目的,熟悉操作流程和注意事项并能实施应用。

实训一　腹膜透析换液操作护理

一、实训目的

通过实训,学会腹膜透析换液的操作方法,能够正确使用双联腹膜透析液系统连接腹膜透析管道,正确掌握放液和将新透析液引入腹腔的方法,能够观察和正确处理常见并发症。

二、知识链接

1.原理　腹膜透析是根据半透膜平衡原理,利用患者自身腹膜的半透膜特性,通过弥散作用和超滤作用,规律、定时地向腹腔内灌入透析液并将废液排出体外,以清除体内潴留的代谢产物、毒性物质、超滤过多的水分,纠正水、电解质及酸碱平衡紊乱。

(1)弥散作用:血液中的尿毒症毒素随着浓度梯度从浓度较高的腹膜毛细血管弥散到浓度较低的腹透液中,而腹透液中的葡萄糖、乳酸盐、钙浓度较血液内的浓度高,透析时则由腹透液向血液弥散。

(2)超滤作用:腹透液具有相对的高渗性,可引起血液中水的超滤,同时伴有溶质的转运。

2.适应证

(1)急性、慢性肾衰竭;

(2)急性药物或毒物中毒;

(3)严重水、电解质和酸碱平衡紊乱,以常规治疗手段难以纠正者。

以上疾病患者如有下列情况更适合腹膜透析:老年人、幼儿、儿童,原有心、脑血管疾病或心血管系统功能不稳定、血管条件差或反复血管造瘘失败、出凝血功能障碍者。

3. 禁忌证

(1)绝对禁忌证:腹膜有严重缺损者,各种腹部病变导致腹膜的超滤和溶质转运功能降低。

(2)相对禁忌证:①腹腔内有新鲜异物;②腹部手术后 3d 内,腹腔置有外科引流管;③腹腔有局限性炎症性病灶;④肠梗阻;⑤椎间盘疾病;⑥严重全身性血管病变致腹膜滤过功能降低;⑦晚期妊娠;⑧腹内巨大肿瘤;⑨多囊肾;⑩慢性阻塞性肺疾病;⑪硬化性腹膜炎;⑫不合作或精神病患者;⑬横膈有裂孔;⑭过度肥胖或严重营养不良;⑮高分解代谢等。

三、操作步骤

1. 实训准备

(1)熟悉患者病情,向患者解释操作目的和操作过程,取得配合,嘱患者排空膀胱和大便。

(2)检查腹膜透析置管位置敷料是否干燥,有无红、肿、热、痛、脓性分泌物等导管出口及隧道感染情况,如有感染,及时报告医生处理。

(3)环境准备:透析房间环境清洁、光线充足,定期打扫卫生并定期空气消毒,禁止无关人员进入。操作前擦拭操作台面。

(4)用物准备:①秤、腹透恒温箱。②双联腹膜透析液系统 1 套。遵医嘱选择正确的透析溶液,检查溶液名称、浓度、有效期、容量标识,将合格的溶液放入腹透液恒温箱。③碘伏帽(检查并确认碘伏帽在有效期内,包装无破损)、夹子 2 个(若双袋透析装置自带夹子,则不需准备)、清洁盆。

2. 操作流程

(1)用七步洗手法洗手、戴口罩。

(2)从恒温箱中取出加温至 37℃ 的透析液,检查溶液是否正确(溶液名称、浓度、有效期、容量标识);仔细检查外包装袋内是否有很多液体,如有,则说明腹透液内包装袋有渗漏,应更换。

(3)撕开外包装,取出双联腹膜透析液系统,平放于治疗台上,将引流液袋(空袋)与透析液袋分离,管路顺其自然方向分开,轻轻挤压腹透液内包装,看是否有溶液渗漏,管路、拉环及空袋子是否完好无损,然后对光检查溶液是否澄清无变质。若溶液及管路异常,应更换。然后称重并记录。

(4)将透析液袋挂在输液架上,夹闭与透析液袋相连的"Y"形管分支;引流液袋放在地上的清洁盆中。

(5)关闭门窗,拉上床帘,患者取舒适体位(如坐位、半卧位、低半卧位、平卧位均可),从患者腰包中移出腹膜透析管外接短管,确认短管上的滚动旋钮已关闭。

(6)连接透析管路:以左手小指与无名指夹持双联腹膜透析液系统"Y"形管路主干,同时用拇指与食指固定外接短管,掌心向下;右手拉开管路主干接头上的拉环,并拧开腹透短管上的碘伏帽,将短管与"Y"形管路主干对接并拧紧。

（7）放液：打开外接短管上的滚动夹，打开出液管夹子，将患者腹腔内的液体排入空袋中，观察引流是否通畅。在正常情况下，引流完毕 1000～2000mL 液体约需 10～15min，若引流时间延长，应协助患者变换体位，并检查管路是否通畅、是否有导管移位或其他障碍，及时发现并处理异常。

（8）排气：放液完毕后，夹闭外接短管上的滚动夹，折断透析液袋输液管内的易折阀门杆，打开夹子，将空气排入引流袋中，然后夹闭"Y"形管出液管路分支。

（9）灌入腹透液：检查入液管路中无空气后打开外接短管上的滚动夹，将透析液灌入腹腔，注意灌入速度不宜过快；注意观察患者反应，如有腹胀、腹痛等不适主诉，应减慢灌入速度。每灌入 1000mL 腹透液大约需要 5～10min，若灌入速度过慢，可能为腹透管路不通畅，应检查原因并处理。

（10）灌入完毕，关紧外接短管上的滚动夹，夹闭"Y"形管入液管路分支。

（11）再次检查碘伏帽是否在有效期内，包装有无破损，打开碘伏帽包装，检查确认碘伏帽内有无碘伏海绵；将"Y"形管主干末端与外接短管接头分离，左手持短管使之不被污染，右手持碘伏帽尾端，将碘伏帽拧紧在短管接头上。

（12）观察引流袋内引流液的性质、颜色，称重记录后弃去。

（13）对照上一次灌入液体量的记录，计算超滤量并记录。

（14）使腹透液在腹腔中留置一段时间，白天 2～6h，晚上 8～10h，然后按上述操作方法放液和重新灌入腹透液。

3. 注意事项

（1）在连接双联腹膜透析液系统时，应注意检查透析导管与外接短管之间是否连接紧密，避免脱落及管路扭曲。

（2）注意腹透导管保护，避免牵拉，避免锐利物品刺破管路及袋子。

（3）碘伏帽一次性使用，无须使用消毒剂，不可用碘伏直接消毒短管。

（4）注意严格执行无菌操作，双联系统接头、外接短管接头和碘伏帽内部是必须保持无菌状态的部位。如操作中接头污染，应处理后再行腹透：①外接短管接头污染，应带上新碘伏帽，放置 10min 后再连接双联系统；②双联系统接头污染，立即更换一袋透析液；③碘伏帽内部污染，更换新的碘伏帽；④视污染程度酌情应用抗生素。

（5）准确记录透析液量，密切观察患者反应和生命体征。

（6）定期送检腹透液做相关检查。

（7）每隔 6 个月应更换一次腹透管外接短管，如发现有破损或开关失灵应立即更换。

四、思考与讨论

1. 肾衰竭患者开始行腹膜透析治疗后应如何给予饮食护理？

2.腹膜透析常见并发症有哪些？如何观察？出现这些并发症如何处理？

五、延伸阅读

持续肾脏替代治疗

持续肾脏替代治疗(continous renal replacement therapy，CRRT)又称为连续血液净化治疗，是一种每天连续 24h 或接近 24h 进行溶质、水分的缓慢、连续性清除的治疗方法，以代替受损肾脏功能，维持机体内环境稳定。CRRT 基本克服了血液透析或血液滤过的不足，利用动静脉压力差作为体外循环的驱动力，利用超滤作用清除体内过多的水分，以对流的方式清除中、小分子溶质，利用吸附作用清除炎症介质。其具有自限性(若平均动脉压下降，则超滤会自动下降)、持续性(24h 连续治疗)、稳定性(血流动力学稳定，对心血管系统影响小)、简便性(可在床边进行，不用搬动患者)等普通血液透析无可比拟的优势，能有效调节患者水、电解质的平衡。目前，CRRT 不仅用于急性肾衰竭的治疗，也已日益广泛地应用于临床常见急危重症患者的急救，成为急救医学的重要部分。

六、在线学习

腹膜透析护理(PPT)

学习心得：_____

_____

_____

_____

二维码 13

第二节　泌尿系统疾病护理案例

【目的与要求】　通过泌尿系统疾病护理案例分析，进一步巩固泌尿系统常见疾病的病因、发病机制、临床表现、实验室和其他检查、治疗原则、护理诊断、护理措施及健康教育。通过模拟个案护理，能够熟练地运用护理程序的工作方法，对患者进行护理评估、护理诊断、护理计划、模拟实施护理措施并评价效果，从而全面训练学生的评判性思维能力和临床护理思维能力，提高学生的临床综合实践能力。

【知识要点归纳】

1.泌尿系统有哪些常见症状体征？

2. 肾源性水肿可分哪两类？各自有何特点？

3. 肾源性水肿与心源性水肿的护理有何异同点？请详述肾源性水肿患者的饮食护理。

4. 少尿、无尿、多尿、夜尿增多、大量蛋白尿的判断标准是什么？

5. 尿路感染有膀胱刺激征的患者应如何护理？

6. 膀胱炎和急性肾盂肾炎的主要临床表现是什么？

7. 如何对尿路感染患者进行健康宣教？

8.典型的原发性肾病综合征有哪些临床表现?

9.简述肾病综合征抑制免疫与炎症反应的治疗措施。

10.肾病综合征患者有哪些主要护理诊断? 详述护理措施。

11.简述慢性肾炎的降压治疗要点。

12.给慢性肾小球肾炎患者宣教时,应告诉患者如何避免引起肾损害的因素? 请列举一些你所知道的肾毒性药物及其他加重肾损害的因素。

13.慢性肾小球肾炎有哪些常用护理诊断? 写出相关因素,详述护理措施。

14.肾性高血压的发生机制是什么？首选何种降压药？为什么？

15.慢性肾衰竭有哪些临床表现？

16.慢性肾小球肾炎、肾盂肾炎等肾脏疾病与慢性肾衰竭有何关系？在临床表现及护理措施上有何联系？

17.肾衰竭患者出现高钾血症时应如何急救处理？

18.试列举慢性肾衰竭患者主要的护理诊断及相关因素,并详细说出护理措施。

19.请列表比较:慢性肾小球肾炎、肾病综合征、肾衰竭患者未行透析治疗者和已开始透析治疗者的饮食护理异同点,并思考这几种不同疾病的饮食护理有什么规律或联系。

案例一　尿路感染

　　患者,女,45 岁,已婚。尿频、尿急、尿痛 2d 入院检查。护理评估:T 37.5℃,P 90 次/min,R 20 次/min,BP 130/78mmHg,双侧肾区无明显叩击痛。曾类似发病数次,经治疗好转。血常规:WBC $10.8×10^9$/L,中性粒细胞占 75%;尿常规:尿白细胞 5～7 个/HP,尿红细胞 3～5 个/HP。

　　讨论:

　　1.你初步判断该患者最可能是什么疾病? 可协助医生做哪些检查以进一步诊断?

　　2.你认为还需要评估哪些必要的信息以便更好地制订护理计划?

　　3.请为该患者提出目前一个最主要的护理诊断,并写出护理措施。

案例二　慢性肾小球肾炎

　　患者,男,36 岁。近一年来经常出现晨起眼睑肿胀,眼睛睁不开,时有时无。近 2 月常感头晕、眼花、耳鸣,伴腰酸、乏力,来院就诊。

　　护理评估:T 36.8℃,P 86 次/min,R 20 次/min,BP 150/98mmHg,体重 66kg,身高 175cm,神志清,眼睑和颜面轻度浮肿;皮肤无出血点,全身浅表淋巴结未及。两肺呼吸音清。HR 86 次/min,律齐。腹软,肝脾未及。两侧肾脏未及,腰肋角压痛不明显,肾区无叩击痛。双下肢轻度凹陷性水肿。神经系统检查未见阳性体征。患者未发现自己尿液及量有明显变化。

①血常规：Hb 110g/L，RBC $4.42×10^9$/L，WBC $7.6×10^9$/L。

②尿常规：尿蛋白（＋＋），24h 尿蛋白定量为 2.0g，RBC 3～6/HP，有颗粒管型。

③血生化：血浆清蛋白 50g/L。

④肾功能：Scr 67μmol/L，BUN 4.86mmol/L。

⑤B 超：双肾大小正常，回声正常。

临床诊断：慢性肾小球肾炎。

医嘱治疗计划：利尿、降压、抗血小板聚集、保护肾功能。

讨论：

1. 你认为上述哪些临床表现和（或）实验室检查支持"慢性肾小球肾炎"的临床诊断？

2. 请提出该患者的主要护理诊断，并写出主要护理措施。

案例三　慢性肾衰竭（进展性）

一、案例引入

患者，男，45 岁，慢性肾小球肾炎病史 6 年，因近 1 个月来常感乏力、恶心、腹部不适、皮肤瘙痒而入院。

护理评估：T 37.2℃，P 90 次/min，R 28 次/min，BP 158/95mmHg，体重 70kg，身高 178cm，尿毒症面容，神志清，颜面部浮肿明显，呼吸有尿味，双下肢轻度凹陷性水肿，肢端麻木。

①血常规：WBC $3.8×10^9$/L，Hb 80g/L。

②血生化和电解质：血浆清蛋白 30g/L，血钾 5.3mmol/L，血钙 1.7mmol/L，血磷 2.01mmol/L。

③肾功能：Scr 792μmol/L，BUN 33.4mmol/L，GFR 15mL/(min • 1.73^2)。

④B超:双肾缩小。

诊断:慢性肾衰竭、肾性贫血。

讨论:

1.提出主要护理诊断及相关因素,制订相应护理计划。

二、案例进展(一)

患者入院后第3天,在完善各项检查及详细评估后,医生给予患者留置腹膜透析管,拟行腹膜透析治疗。

讨论:

2.开始腹膜透析治疗后,患者的饮食计划应如何调整?

3.腹膜透析治疗常见的并发症有哪些?

三、案例进展(二)

患者住院行腹膜透析治疗1个月后,治疗顺利,经护士的耐心教导,学会了腹膜透析治疗的自我护理技术,遂出院,在家中继续腹膜透析治疗护理。

半年后,患者出现腹痛、发热,于是入院复诊。护理评估:T 38.9℃,P 92次/min,R 22次/min,BP 38/90mmHg。腹部腹膜透析管周围有明显压痛和反跳痛,腹透出浑浊液体。

讨论:

4.患者发生了什么并发症? 如何处理?

四、案例结局

患者已行腹膜透析治疗 3 年,由于再次发生腹膜炎,且治疗后感染无法控制,给予拔出腹膜透析管,并于次日在颈内静脉留置临时血透管一根并行血透治疗一次。血透后病情稳定。拟择期做永久性动静脉内瘘。

讨论:

5.请详述患者内瘘术前和术后的护理。

五、在线学习

肾衰竭参考解析(PPT)

学习心得:_____

_____

_____

_____

二维码 14

案例四　急性肾衰竭(进展性)

一、案例引入

患者,男性,65 岁。5d 前突然出现发热、恶心、呕吐、腹泻,伴胸闷、气喘,尿量减少(具体尿量不详),急诊入院。当时考虑"急性胃肠炎",给予抗感染及补液治疗后,呕吐、腹泻症状明显好转,但在已补足血容量的前提下,出现尿量持续进行性减少,前一日尿量仅为180mL。患者既往有高血压病史 3 年,一直口服氨氯地平降压治疗,血压控制良好,平时血压在 140/90mmHg 左右;有糖尿病病史 2 年,饮食控制,未服用降糖药。

讨论:

1.你判断该患者可能发生了什么情况? 试分析原因。

2.应如何进一步评估?

二、进一步检查及评估

护理评估:T 37.2℃,P 92 次/min,R 24 次/min,BP 170/90mmHg,神志清,虚弱,颜面部无明显浮肿,诉胸闷、恶心、纳差、腹胀,听诊双肺底闻及湿啰音,未及心脏杂音,双下肢膝以下中度凹陷性水肿。

实验室检查:WBC 9.5×10^9/L,中性粒细胞占 80.95%,Hb 133g/L;血肌酐 460μmol/L,血尿素氮 36.14,血浆清蛋白 26g/L,肝功能正常;尿蛋白(+),尿隐血(++);血钙 2.05mmol/L,血磷 1.58mmol/L,血钠 138mmol/L,血钾 4.2mmol/L;双肾 B 超显示双肾大小正常,皮质、髓质分界尚清晰。

讨论:

3.根据以上评估资料,请提出患者目前存在的两个主要护理诊断,讨论护理措施。

三、案例结局

入院后综合各项检查判断患者为急性肾衰竭,转入 ICU 监护治疗。给予左侧颈内静脉留置临时血液透析血管通路,行床边持续肾脏替代治疗(CRRT)。治疗 5d 后,患者病情稳定,尿量增加到 850mL/d,予停止 CRRT,复查血肌酐 120μmol/L。给予转回普通病房继续治疗 1 周后康复出院。

讨论:

4.应如何给予健康宣教? 如果你认为病史评估资料不完善,请讨论应进一步评估哪些信息以便给予有针对性的健康教育。

第三节　泌尿系统临床护理见习

一、见习目标

1.观察泌尿系统常见的症状和体征:水肿(与心源性水肿区别)、尿路刺激征、尿异常

（血尿、少尿、多尿、夜尿增多、蛋白尿等）、肾区痛、高血压（与原发性高血压区别）、贫血貌、皮肤尿素结晶、抓痕和色素沉着等，理解其临床意义。

2.分析患者已做或将做的实验室和辅助检查：尿液检查（常规、尿蛋白、尿糖、细胞、管型、结晶、镜下血尿、细菌培养）、肾功能［肌酐（Cr）、尿素氮（BUN）、内生肌酐清除率（C_{Cr}）、肾小球滤过率（GFR）、β_2 微球蛋白、尿浓缩稀释试验、尿渗量］、肾组织活检、静脉肾盂造影、膀胱镜、B超等，理解其临床意义。

3.观察肾内科病房设置和仪器设备。

4.对一位泌尿系统疾病患者（慢性肾小球肾炎、肾病综合征、尿路感染、慢性肾衰竭或其他泌尿系统疾病）开展护理见习。

（1）采集病史，通过问病史、护理体检、查阅病历资料等方式，全面收集患者的主、客观资料。

（2）基于已收集的患者资料进行分析，做出恰当的护理诊断，制订出护理计划。

（3）整理并撰写见习病例报告。

（4）结合所学理论知识正确解答患者疑问。

二、见习前知识技能准备

1.各种标本采集方法和各种特殊检查的准备：各种尿液检查的标本采集方法，肾组织活检术前、术中及术后护理，静脉肾盂造影检查前准备。

2.各种肾脏疾病患者的饮食护理。

3.肾内科常用药物的作用及不良反应：降压药（ACEI 和 ARB 类）、利尿消肿药、阿司匹林、降血脂药、糖皮质激素、免疫抑制剂、中药雷公藤等。

4.慢性肾小球肾炎、肾病综合征、慢性肾衰竭患者的健康宣教。

三、泌尿系统疾病患者护理评估

（一）一般资料

患者床号_____ 入院日期_____ 评估日期_____

性别_____ 年龄_____ 信息来源_____ 过敏史_____

付费方式：□自费 □城镇医保 □农村医保 □其他_____

（二）心理社会精神评估

职业_____ 婚姻状况_____ 教育水平_____ 宗教信仰_____

抽烟：□否 □是_____支/天 烟龄_____年 □已戒 饮酒：□否 □是 □已戒

患者情绪_____ 休息和睡眠_____ 患者角色适应_____

经济状况：□良好 □一般 □差 焦虑：□无 □有

焦虑的原因：_____

主要照顾者：_____ 家庭应对问题：□无 □有_____

其他：_____

　　（三）入院诊断：_____

　　（四）主诉：_____

_____

　　（五）现病史：

　　（六）实验室及辅助检查：

　　（七）目前治疗/用药：

　　（八）家族史、既往史：

　　（九）护理体检：

　　1. 一般情况

T(℃)	P(次/min)	R(次/min)	BP(mmHg)	体重(kg)	身高(cm)	BMI(kg/m^2)

　　2. 泌尿系统评估

排尿：□正常　　□多尿　　□少尿　　□无尿　　□尿失禁　　□夜尿增多　　□肉眼血尿

□蛋白尿　□尿频　□尿急　□尿痛　□排尿不尽感　□导尿管　□膀胱造瘘
　　　　□腹膜透析　□血液透析

水肿:□凹陷性水肿　□非凹陷性水肿　水肿部位:_____　水肿程度:_____

肾区疼痛:□胀痛　□隐痛　□压痛　□叩击痛　□肾绞痛　疼痛评分_____,缓解方式
_____

皮肤黏膜:□弹性、色泽、温度、湿度正常　□弹性差　□发绀　□潮红
　　　　　□尿毒症面容:□苍白、贫血貌　□尿素结晶　□皮肤瘙痒　□色素沉着
　　　　　□出血倾向　□腹透管　□动静脉外瘘　□动静脉内瘘

其他泌尿系统症状描述:_____

　3.其他系统评估

循环:□正常　□异常脉搏_____　□异常心律_____　□起搏器　□其他:
_____

呼吸:□正常　□异常节律_____　□深长呼吸　□咳嗽　□咳痰　□氧气_____
　　　□正常呼吸音　□呼吸音减弱　□湿啰音　□哮鸣音　□喘息音

消化:□胃纳正常　□胃纳差　□正常大便　□便秘　□其他_____
　　　□饮食医嘱_____(普食、半流质、流质、糖尿病、低盐、低蛋白等)
　　　□恶心呕吐　□腹胀　□腹泻　□口腔溃疡　□呼气有尿臭味

神经:□清醒　□意识障碍　□尿毒症脑病　□感觉异常_____　□运动障碍
_____

其他异常情况描述:_____

　4.损伤的风险评估

压疮风险评分(Braden Scale):_____

感觉	潮湿	活动方式	活动能力	营养	摩擦力/剪切力
1 完全受限	1 一直潮湿	1 卧床	1 完全受限	1 极差	1 已存在问题
2 极度受限	2 潮湿	2 轮椅	2 极度受限	2 差	2 潜在问题
3 轻度受限	3 很少潮湿	3 很少行走	3 轻度受限	3 良好	3 没有明显问题
4 没有改变	4 没有潮湿	4 经常行走	4 没有改变	4 极佳	

若压疮风险评分总分≤18分,提示有发生压疮的风险,应采取积极的预防措施

坠落或跌倒风险评分:_____

2 意识模糊、无定向力	2 近期有意识丧失、癫痫史	1 视物障碍
2 近3月内有3次以上坠床/跌倒史	2 诊断为体位性低血压	1 吸毒或酗酒
2 站立不稳	1 使用抗高血压药物	1 年龄≥65岁
2 镇静期间	1 体能虚弱	

若坠落或跌倒风险评分总分≥3分,提示患者有坠床或跌倒的高风险,需要采取防范措施

四、护理计划

仔细分析你见习时采集的患者资料,提出主要护理诊断/问题,写出护理措施。

护理诊断/问题及诊断依据	相关因素	护理措施

(洪少华)

第五章　血液系统疾病患者的护理

第一节　血液系统常用护理技术

【实训要求】　通过血液系统常用护理技术的实训操作,掌握外周穿刺中心静脉导管(PICC)护理、静脉输液港护理、骨髓穿刺护理等常用专科护理操作技术,理解操作目的,熟悉操作流程和注意事项并能实施应用。

实训一　外周穿刺中心静脉导管护理

一、实训目的

通过实训,学会外周穿刺中心静脉导管(PICC)护理的操作方法,能够正确进行 PICC 的冲管与封管,以及穿刺部位敷料的更换,能说出 PICC 常见并发症的观察及处理方法,能够指导患者正确保护导管。

二、知识链接

1. 概念　PICC 指经外周静脉穿刺置入中心静脉导管,可用于输注各种药物、输液、营养支持治疗以及输血等,也可用于血液样本采集。

2. 适应证　①需长期输液治疗或反复输注刺激性药物者,如肿瘤化疗患者;②需长期或反复输血或血制品,或采血;③需长期输注高渗性或高黏稠度液体,如长期肠外营养患者;④缺乏外周静脉通路。

3. 禁忌证　穿刺部位近期有感染、菌血症或败血症、既往有血栓史、插管部位血管病变或顺应性差不宜插管者、严重出血倾向者等。

三、操作步骤

1. 实训准备

(1)向患者解释操作目的:维护 PICC 置管通畅、敷料清洁、无感染。

(2)环境准备:PICC 维护操作的房间光线充足、清洁,操作前半小时内无清扫,操作前用清洁湿抹布擦拭操作台面。

（3）自身准备：用七步洗手法洗手、戴口罩。

（4）用物准备：①20mL 注射器 2 支，分别抽取生理盐水 20mL（儿童抽取 6mL）和 10～100U/mL肝素盐水 5～10mL。②无菌治疗巾 2 块，一块以无菌操作铺于清洁治疗盘中，并以无菌操作方法向无菌盘中放入另一块治疗巾和一副无菌弯盘，弯盘中置入无菌镊子 2 把、PVP 碘伏棉球和生理盐水棉球各若干；也可以准备一个无菌换药包代替，并向换药包内打入 PVP 碘伏棉球和无菌生理盐水棉球。③无菌手套、无菌肝素帽（或无菌正压接头）、10cm×10cm 无菌透明敷贴、抗过敏胶带。

2. 操作流程

（1）在 PICC 换药室准备好用物（卧床患者可携用物至床边），患者取舒适坐位，留置 PICC 导管的手臂自然轻松地放在操作台上，卷上袖子，充分暴露导管留置部位，将固定 PICC 导管头端的抗过敏胶布轻轻揭去。

（2）取无菌治疗巾垫于患者手臂下面。戴无菌手套。

（3）将旧肝素帽与 PICC 导管接头分离，夹取 PVP 碘伏棉球一颗以消毒 PICC 导管接头，然后夹取无菌生理盐水棉球清洁残留消毒液。若是三向瓣膜式 PICC 导管，则在分离肝素帽时不需返折，若是无瓣膜的 PICC 导管，则在分离肝素帽时需返折，以免血液流出或空气进入。

（4）冲管：接上装有生理盐水 20mL 的注射器，回抽至见回血，然后以脉冲式、有节律地推动注射器活塞，使之产生湍流以冲净管壁。暂不取下注射器。

（5）更换肝素帽及封管：取出肝素盐水注射器，换上头皮针；打开无菌肝素帽包装，将头皮针刺入肝素帽，以肝素盐水预充肝素帽，然后将肝素帽套上 PICC 导管接头并拧紧，以肝素盐水 5～10mL 正压封管。

（6）更换敷料：

1）清洁：以轻柔的手法揭开旧的透明敷贴并弃去，用镊子夹取弯盘内无菌生理盐水棉球，以穿刺点为中心，环形清洁穿刺点周围皮肤及外露导管，清洁和消毒的范围应大于直径 10cm。

2）消毒：夹取 PVP 碘伏棉球，同上法消毒穿刺点、周围皮肤及外露导管，最后再次取一颗 PVP 碘伏棉球消毒穿刺点一遍。

3）待干：消毒完成后，将导管"U"形放置于消毒过的皮肤之上，然后等待 2～3min，使 PVP 碘伏自然干燥并充分发挥消毒作用。嘱患者等待期间手臂制动。

4）贴上透明敷贴：待 PVP 碘伏完全干燥后，取 10cm×10cm 无菌透明敷贴平整地贴于穿刺点，将导管"U"形固定，注明更换日期，再以抗过敏胶带将露在透明敷贴外的部分导管妥善固定。

（7）整理用物并记录，告知患者下次换药时间。

（8）对患者宣教导管保护知识：①卧位时适度抬高置管侧肢体，并避免压迫该侧肢体；②保持穿刺部位干燥，淋浴时应用不透水的塑料纸包裹，并尽量勿使水淋到；③避免置管侧手臂提取重物和过度关节运动,以免增加对血管内壁的机械刺激;④当发现置管侧肢体肿胀、酸胀、疼痛等不适时,应立即告知医护人员,或到医院就诊。

3. 注意事项

(1)保持穿刺部位清洁干燥,穿刺后第一个 24h 更换无菌透明敷贴,以后 3～7d 更换一次。出汗多、穿刺部位有感染时增加更换频率。敷料污染、脱落、破损时随时更换。

(2)肝素帽(或正压接头)应 3～7d 更换一次,若输注血液或肠外营养液应每天更换。

(3)维护时注意观察有无并发症,及时处理,必要时拔管。

四、思考与讨论

1. PICC 维护冲管和封管使用的注射器有何要求,为什么?

2. 从 PICC 置管内给药应遵循怎样的用药顺序?

五、延伸阅读

PICC 置管常见并发症的观察及护理

1. 穿刺部位渗血 穿刺部位渗血多发生在穿刺后 24h 内。置管后应限制置管侧上肢肘关节屈伸活动,避免该侧上肢支撑用力活动。

2. 导管堵塞 发现输液速度变慢或冲管时阻力大,为导管堵塞。血栓性导管堵塞最常见,往往由于不当封管、冲管不及时或不彻底所致;其他因素有患者血液黏滞度高、穿刺侧肢体活动过度或冲管压力过大导致血管内膜损伤,形成导管内血凝块或血栓。非血栓性导管堵塞的因素有导管打折、扭曲、药物结晶沉积或异物颗粒堵塞。

(1)预防：①在导管不用的间歇期应定期维护，规范冲管和封管，防止血栓形成；②药物输注后应及时正确冲管，防止药物结晶沉积；③输液时使用带滤网的输液器，静脉注射药物前仔细检查药液内有无微小的橡皮塞颗粒等异物，以免不慎输入造成导管堵塞；④注意防止导管弯折、扭曲。

(2)处理：当发现导管堵塞时，首先检查有无导管打折扭曲并及时解除此问题；确认导管无打折扭曲后，可用尿激酶等溶栓剂尝试复通导管，若是血栓性堵塞可取得较好的复通效果，但若是药物结晶沉积或异物颗粒堵塞则无效。尝试复通时应先回抽再轻轻推注，反复这个动作直到导管通畅或确认难以再通。注意推注压力不可过大，以免导管破裂或强行将异物颗粒冲进血管引起意外。若能确定为异物颗粒堵塞，则禁止复通的尝试。

3. 静脉炎　静脉炎包括机械损伤性静脉炎和感染性静脉炎两种。前者主要与穿刺插管时的损伤有关；后者常与各种原因引起的穿刺点感染向上蔓延有关，有导致败血症的危险。

(1)预防：插管时动作规范、轻柔，防止机械性损伤；导管置入后应定期规范维护，保持敷料清洁干燥，每 3～7d 更换一次敷料，并且出汗多、穿刺部位有感染时增加更换频率，敷料污染、脱落、破损时随时更换。

(2)处理：可给予硫酸镁湿敷、喜辽妥外涂等静脉炎常规处理，若 2～3d 后静脉炎无好转，应向患者解释后给予拔管。

4. 静脉血栓形成　在静脉炎的病理基础上容易形成静脉血栓，表现为插管侧上臂、肩、颈肿胀及疼痛。出现上述临床表现时应予以彩超确诊，一旦确诊应在溶栓治疗后拔除导管，以防血栓脱落造成血管栓塞。

5. 导管异位　导管异位以导管误入颈内静脉最多见。预防：头静脉穿刺插管时，当导管到达肩部时嘱患者头转向穿刺侧手臂，下颌靠近肩部，以便导管顺利进入上腔静脉。插管成功后应拍摄胸片以确认导管位置，若发现误入颈内静脉应拔管重置。

6. 导管相关性血流感染　导管相关性血流感染表现为全身感染症状，而无其他明显感染源，从患者外周血和导管处各抽取血培养标本一套，培养出相同的病原体。拔管后导管尖端培养细菌阳性可确诊。预防：严格执行无菌操作，规范维护和换药。处理：怀疑导管相关性血流感染时应及时拔除导管，并遵医嘱使用抗生素。

7. 导管脱出　与患者自我维护不当、导管固定不良和更换导管敷料时操作失误有关。预防：①用正确的方法更换导管敷料，注意操作细心谨慎；②导管妥善固定，可套上手臂保护套，防止穿脱衣服时不慎将导管带出；③加强患者自我护理宣教，日常生活中（如穿脱衣服时）注意避免将导管拉出，发现导管敷料固定不良、出汗多导致敷贴粘贴不牢等情况时应及时到医院维护。处理：导管脱出超过 5cm 时，只能短暂使用（不超过 2 周），应根据患者近期治疗情况在 2 周内给予拔管。注意：禁止将脱出的部分导管重新送入血管，以免引起感染。

六、在线学习

PICC 护理（PPT）

学习心得：_____

_____

_____

二维码 15

实训二　静脉输液港的应用和维护

一、实训目的

通过实训，学会静脉输液港的插针、冲洗、敷料更换、拔针的操作方法，能够正确维护静脉输液港，使静脉输液港达到预期的使用寿命。

二、知识链接

1. 概念　植入式静脉输液港（implantable venous access port）又称植入式中心静脉导管系统，是一种可以完全植入体内的闭合静脉输液系统，该系统包括一条中央静脉导管和一个穿刺座。输液港经手术植入患者皮下，使用时只需将无损伤针经皮垂直穿刺入穿刺座的储液槽，即可建立静脉通路。因为导管末端在中心静脉中，能够用于输注刺激性的药液，且植入后患者的日常生活不受限制。输液港可长期留置，并发症较 PICC 少。

2. 植入静脉输液港的适应证　同 PICC。

3. 植入静脉输液港的禁忌证　植入部位近期有感染、菌血症或败血症、对输液港材料过敏、患者体型不适宜植入任意规格的输液港、预定的植入部位曾经放疗或做过外科手术、严重 COPD 患者、严重出血倾向者。

4. 输液港植入术后的护理　①遵医嘱常规使用抗生素 3d；②加强病情观察，如自觉症状、生命体征、伤口局部情况等；③伤口护理：常规换药，7～10d 后拆线；④术后 3d，伤口基本愈合后可开始使用。

三、操作步骤

1. 实训准备

（1）向患者解释操作目的：通过输液港给药、维护输液港通畅。

（2）环境准备：输液港插针及维护操作房间光线明亮、清洁，操作前半小时内无清扫，操作前用清洁湿抹布擦拭操作台面。

（3）自身准备：用七步洗手法洗手，戴口罩。

(4)用物准备:①10mL 无菌生理盐水 2 支(必要时抽取 5～10mL 肝素盐水备用);②无菌手套 2 副、10cm×10cm 无菌透明敷贴、抗过敏胶布;③无菌治疗巾以无菌操作铺于清洁治疗盘中,并以无菌操作方法向无菌盘中打入 10～20mL 注射器 2 支,无损伤蝶翼针头 1 个,无菌肝素帽 1 个,洞巾 1 块,无菌弯盘 1 副,弯盘中置入无菌镊子 2 把、75%酒精棉球和 PVP 碘伏棉球若干,铺好无菌盘待用。

2. 操作流程

(1)以治疗车推用物至床边,核对患者姓名,解释,找到静脉输液港底座位置并评估周围皮肤有无异常,如有皮肤红肿、压痛、皮疹、渗出物等情况,不可插针,应报告医生处理。

(2)用七步洗手法洗手,戴口罩,掰开 10mL 无菌生理盐水安瓿放于治疗车台面待用。

(3)打开无菌盘,戴无菌手套,从无菌盘内取出注射器,抽取生理盐水。抽液时将生理盐水安瓿放在治疗车台面,双手持注射器抽吸盐水,注意手及注射器不可触碰安瓿外面。如需抽吸肝素盐水,请助手消毒肝素盐水瓶塞,并手持肝素盐水瓶,倾斜,使瓶口向下。操作者手持无菌注射器从肝素盐水瓶中抽吸药液。将抽吸好盐水的注射器放入无菌盘中,从无菌盘中取出弯盘。

(4)插针:

1)消毒皮肤:①先以 75%酒精清洁穿刺点周围皮肤(酒精过敏者可用生理盐水棉球清洁皮肤),再以 PVP 碘伏棉球以穿刺点为中心环形消毒 3 遍,消毒范围应达 10cm×10cm 以上。

2)更换一副无菌手套,从无菌盘内取出洞巾铺于消毒皮肤上。

3)将蝶形穿刺针与肝素帽连接,以生理盐水预充肝素帽及穿刺针,确认无空气。

4)以左手食指的指腹触诊穿刺座,确认穿刺座边缘后以拇指、食指和中指固定注射座,右手持穿刺针垂直从穿刺座中央刺入。

5)抽回血,脉冲式冲管。

6)以 10cm×10cm 无菌透明敷贴固定蝶翼针头,用抗过敏胶布固定延长管。

7)开始接上输液器静脉用药,如暂不用药则以肝素盐水 3～5mL 正压封管,然后夹闭导管锁。

9)注明插针和敷料更换日期、时间和操作者姓名。

(5)输液港冲洗:

1)在抽血或输注高黏滞度的液体(如输血、肠外营养液等)后应立即以 20mL 生理盐水冲管后再继续用其他药物。

2)输入两种有配伍禁忌的药物之间应冲管。

3)连续用药期间常规每 6～8h 用 20mL 生理盐水冲管一次。

4)治疗间歇期每 4 周用生理盐水冲管并用肝素盐水封管一次。

5)冲管方法为脉冲式,冲管过程中注意观察患者的反应及局部有无渗出,冲管后及时夹闭导管锁。

(6)输液港敷料更换:连续治疗期间,蝶翼针头可留置 3～7d,为保持穿刺点无菌,减少感染,留置期间应定期更换敷料,正常情况下应每2d更换一次薄膜,穿刺点有渗血渗液或皮肤出汗多,应及时更换。敷料更换方法同上述插针步骤1)和6),注意消毒突出皮肤的针头。

(7)输液港拔针:①准备20mL生理盐水、5mL肝素盐水、酒精棉签、无菌纱布、无菌敷贴;②移去输液管道,揭去透明敷贴,夹闭导管锁,脱开肝素帽;③酒精棉球擦拭导管接口两遍,接上生理盐水,打开导管锁,以脉冲式方法冲管,夹闭导管锁;④换上肝素盐水,打开导管锁,以3~5mL肝素盐水正压封管,夹闭;⑤以无菌纱布覆盖穿刺点的同时拔出针头,穿刺点按压片刻,血止后消毒皮肤,穿刺点盖上无菌敷贴,24h后可去除敷贴。

四、思考与讨论

植入静脉输液港后如何对患者及家属进行维护指导?

五、在线学习

静脉输液港护理(PPT)

学习心得 _____

_____

_____

_____

二维码 16

实训三　骨髓穿刺护理

一、实训目的

通过实训,能够正确评估骨髓穿刺术的适应证和禁忌证,熟悉骨髓穿刺术的操作步骤,掌握相应的术前护理、术中配合及术后护理技术。

二、知识链接

1. 适应证　协助诊断各种贫血、造血系统肿瘤、血小板或粒细胞减少症、疟疾或黑热病。

2. 禁忌证　血友病等严重出血性疾病。

三、操作步骤

1. 实训准备

(1)向患者解释操作目的,取得配合,查出凝血时间。

（2）评估和选择穿刺部位：①髂前上棘：常取髂前上棘后上方1～2cm处作为穿刺点，此处骨面较平，容易固定，操作方便、安全；②髂后上棘：位于骶椎两侧、臀部上方骨性突出部位；③胸骨柄：此处骨髓含量丰富，当髂前上棘和髂后上棘穿刺失败时，可做胸骨柄穿刺，但此处骨质较薄，其后有心房及大血管，穿刺风险大，故较少选用；④腰椎棘突：位于腰椎棘突突出处，极少选用。

（3）自身准备：用七步洗手法洗手、戴口罩。

（4）用物准备：①骨髓穿刺包（包内物品包括骨髓穿刺针、洞巾、弯盘、纱布、镊子2把）；②以无菌操作方法向骨髓穿刺包内打入PVP碘伏棉球若干、5mL与20mL注射器各1支；③无菌手套、玻片、培养瓶、2%利多卡因、胶布。

2. 操作流程

（1）以治疗车推用物至患者床边，协助患者取适当的体位：胸骨及髂前上棘穿刺时取仰卧位，前者还需用枕头垫于背后，使胸部稍突出；髂后上棘穿刺时应取侧卧位；腰椎棘突穿刺时取坐位或侧卧位。

（2）以PVP碘伏棉球常规消毒皮肤，掰开2%利多卡因安瓿备用，戴无菌手套，铺消毒洞巾。

（3）用5mL注射器抽取利多卡因做局部浸润麻醉直至骨膜。

（4）将骨髓穿刺针固定器固定在适当长度上（髂骨穿刺约1.5cm，肥胖者可适当放长，胸骨柄穿刺约1.0cm），以左手拇、食指固定穿刺部位皮肤，右手持针于骨面垂直刺入（若为胸骨柄穿刺，穿刺针与骨面成30°～40°角斜行刺入），当穿刺针接触到骨质后左右旋转，缓缓钻刺骨质，当感到阻力消失，且穿刺针已固定在骨内时，表示已进入骨髓腔。

（5）退出针芯，接上20mL注射器，用适当力度缓慢抽吸，可见少量红色骨髓液进入注射器内，骨髓液抽吸量以0.1～0.2mL为宜。

（6）涂片：取下注射器，将骨髓液推于玻片上，由助手迅速制作涂片5～6张，送细胞形态学及细胞化学染色检查。

（7）如需做骨髓培养，应再接上注射器，抽吸骨髓液1～2mL注入培养液瓶内。

（8）抽吸完毕，重新插入针芯，用无菌纱布盖在针孔上，轻微转动拔出穿刺针，按压1～2min后用胶布固定。及时送检骨髓涂片及培养标本。

（9）整理用物，安置患者于舒适体位，嘱其静卧休息。

3. 注意事项

（1）穿刺针进入骨质后避免摆动过大，以免折断。

（2）抽吸骨髓液时，逐渐加大负压，做细胞形态学检查时，抽吸量不宜过多，否则使骨髓液稀释，但也不宜过少，以免涂片失败。

（3）骨髓液抽取后应立即涂片，以免骨髓凝固涂片失败。

（4）注射器与穿刺针必须干燥，以免发生溶血。

4. 骨髓穿刺术后护理

（1）向患者说明术后穿刺处疼痛是暂时的，不会对身体造成影响。

（2）观察：注意观察穿刺部位有无渗血，如有渗血，应立即更换纱布，并压迫穿刺点直到没有渗血为止。观察有无穿刺点红、肿、热、痛等局部感染表现，发现局部感染可用0.5%碘伏局部涂擦，必要时遵医嘱局部使用抗生素软膏；若伴有全身发热，则应联系医生遵医嘱全身使用抗生素。

（3）保护穿刺处：指导患者48～72h内勿弄湿穿刺点，避免剧烈运动。

四、思考与讨论

医生告诉患者王某过一会要给他做骨髓穿刺。王某非常紧张，常言道"伤筋动骨一百天"，因此他担心骨髓穿刺会使他大伤元气。你将如何帮助患者正确理解骨髓穿刺、消除其顾虑？

第二节　血液系统疾病护理案例

【目的与要求】　通过血液系统疾病护理案例分析，进一步巩固血液系统常见疾病的病因、发病机制、临床表现、实验室和其他检查、治疗原则、护理诊断、护理措施及健康教育。通过模拟个案护理，能够熟练地运用护理程序的工作方法，对患者进行护理评估、护理诊断、护理计划、模拟实施护理措施并评价效果，从而全面训练学生的评判性思维能力和临床护理思维能力，提高学生的临床综合实践能力。

【知识要点归纳】

1. 出血倾向常见于哪些疾病？

2. 简述皮肤出血、鼻出血、口腔牙龈出血、关节腔或深部组织血肿的预防和护理要点。

3. 复习上消化道大量出血的护理，结合血液系统疾病的特点，试述血液疾病内脏出血的护理。

4.简述血液病患者颅内出血的预防与护理。

5.简述血液病患者体温过高的护理要点。

6.贫血的实验室诊断标准和贫血严重程度的划分标准是什么？

7.贫血的临床表现有哪些？

8.简述缺铁性贫血患者口服铁剂和注射铁剂的护理要点。

9.简述缺铁性贫血患者的饮食指导。

10.哪些情况属于急重症 ITP？如何处理？

11.ITP 患者如何预防和避免加重出血？

12.过敏性紫癜有哪些常见的病因？如何避免诱因？

13.过敏性紫癜可分哪几型？其中最常见的是哪一型？最具潜在危险性和最易误诊的是哪一型？病情最严重的是哪一型？

14. 过敏性紫癜治疗药物主要有哪些？应注意观察哪些药物不良反应？

15. 与再生障碍性贫血有关的已知的药物及化学物质因素有哪些？

16. 简述再生障碍性贫血的用药护理（免疫抑制剂、雄激素、造血细胞因子）。

17. 再生障碍性贫血患者如何预防感染？

18. 白血病的发病因素中目前已知的有哪些？其中你认为哪些是与日常生活密切有关并应在患者宣教时强调的？

19.急性白血病有哪些临床表现？

20.白血病的外周血象和骨髓象有何特点？确诊的依据是什么？

21.白血病化疗有哪些常用药物和化疗方案？

22.详述白血病"潜在并发症:化疗药物不良反应"的护理措施。

23.慢性粒细胞白血病和慢性淋巴细胞白血病有哪些常用的治疗药物？

24.简述淋巴瘤放疗的皮肤护理。

案例一　贫　血

患者,女,25岁。因"头晕、乏力伴面色苍白半年余,症状加重1月",拟"贫血待查"收住入院。

护理评估:T 36.6℃,P 95 次/min,R 20 次/min,BP 90/70mmHg;中度贫血貌,神志清,合作,神情疲倦,巩膜无黄染;皮肤无特殊皮疹、出血点及紫癜;全身浅表淋巴结无肿大;胸骨无压痛;双肺呼吸音清;心尖搏动位置正常,HR 95 次/min,律齐;肝脾未触及;双下肢无凹陷性水肿。起病以来无发热、牙龈出血或皮下出血等。近1年来自觉月经量较多。否认特殊药物、毒物、放射性物品服用或接触史。患者为素食主义者,已有3年素食史。

血象:RBC 2.9×10^9/L,Hb 82g/L,血细胞比容 26%,网织红细胞占 2%;WBC 4.2×10^9/L,分类正常;PLT 200×10^9/L。

讨论:

1.根据上述病例资料,试初步判断该患者的贫血类型,简述判断依据。

2.该患者贫血产生的原因有哪些? 你将如何针对这些病因给予健康指导?

3.根据目前病情资料,你认为该患者有哪些主要护理诊断/问题? 护理措施有哪些?

案例二　急性白血病(进展性)

一、案例引入

患者,男性,35岁,白领,已婚,大学文化。一周前因无明显诱因下出现牙龈出血,难以自止,皮肤有散在出血点和瘀斑,伴乏力入院。

护理评估:T 36.9℃,P 88次/min,R 18次/min,BP 130/80mmHg,身高174cm,体重63kg。神志清,合作,自动体位。颈部两侧触及数个蚕豆大小淋巴结。前胸及上肢皮肤散在大小不等的出血点。口唇无发绀,口腔左侧颊部黏膜可见一个约0.2cm×0.2cm的紫红色血泡。听诊双肺呼吸音清,未闻及干湿啰音。心律齐,未闻及杂音。肝脾未触及。双下肢无水肿。门诊查血常规:WBC 41.7×10⁹/L,PLT 22.2×10⁹/L,Hb 144g/L,早幼粒细胞占80%。

讨论:

1.该患者入院时的首要护理诊断是什么?请简述护理要点。

二、案例进展(一)

入院次日给患者行骨髓穿刺检查,骨髓象:增生活跃,早幼粒细胞占95%。

诊断为急性早幼粒细胞白血病(M₃)。患者此前身体健康,得知这一诊断非常震惊,情绪比较焦躁。

讨论:

2.如果你需要向患者解释他的病情,你会怎么说?

三、案例进展(二)

医生开出诱导缓解化疗方案医嘱:ATRA+HA,即ATRA(维A酸)40mg/d,口服;三尖杉酯碱(HHT)1mg(第1天),2mg(第2~7天),静脉滴注;阿糖胞苷(Ara-C)100mg(第1~7天),静脉滴注。

化疗前护理评估发现:患者对白血病化疗知识所知不多。因其担任单位重要领导职务,希望能尽快治愈重返工作岗位。

讨论：

3.试述该患者的化疗护理计划。

四、案例进展(三)

化疗一周后复查血象：WBC $10.5\times10^9/L$，PLT $43\times10^9/L$，Hb 97g/L。骨髓象：增生明显活跃，早幼粒细胞为 60%。患者自觉乏力，食欲不振。

讨论：

4.根据患者现在的情况，你认为应该如何调整护理计划？

五、案例进展(四)

患者继续以 ATRA＋HA 化疗，第 10 天患者出现呕吐咖啡样胃内容物，解黑便。测 BP 105/75mmHg，R 20 次/min，P 88 次/min，律齐。复查血象：WBC $3.6\times10^9/L$，PLT 8 $\times10^9/L$，Hb 80g/L。

讨论：

5.患者可能出现了什么问题？如何护理？

六、案例结局

患者经止血、输注血小板等积极治疗处理后病情稳定，未发生严重的内脏出血或颅内出血。继续住院观察一周后复查血象：WBC $4.7\times10^9/L$，PLT $97\times10^9/L$，Hb 102g/L，给予出院，嘱其回家疗养，1 周后门诊复查血象，并再确定下一疗程时间。由于第一疗程化疗效果不错，患者心情明显好转，但也对化疗的不良反应产生了畏惧。

讨论：

6.对该患者的出院宣教重点应是什么？

七、在线学习

血液系统疾病护理案例二(白血病):参考解析(PPT)

学习心得:＿＿＿＿＿＿＿＿＿＿＿＿＿＿＿＿＿

＿＿＿＿＿＿＿＿＿＿＿＿＿＿＿＿＿＿＿＿＿

＿＿＿＿＿＿＿＿＿＿＿＿＿＿＿＿＿＿＿＿＿

二维码 17

第三节　血液系统临床护理见习

一、见习目标

1.观察血液系统疾病患者常见的症状和体征:出血或出血倾向、贫血、发热、骨关节疼痛等,理解其临床意义。

2.分析患者已做或将做的实验室和辅助检查:血象、骨髓象、凝血功能等,理解其临床意义。

3.观察血液科病房设置和仪器设备。

4.对一位血液系统疾病患者(缺铁性贫血、再生障碍性贫血、特发性血小板减少性紫癜、过敏性紫癜、白血病、淋巴瘤)开展护理见习。

(1)采集病史,通过问病史、护理体检、查阅病历资料等方式,全面收集患者的主、客观资料。

(2)基于已收集的患者资料进行分析,做出恰当的护理诊断,制订出护理计划。

(3)整理并撰写见习病例报告。

(4)结合所学理论知识正确解答患者疑问。

二、见习前知识技能准备

1.骨髓穿刺术护理。

2.白血病、淋巴瘤患者常用化疗药物的名称、作用及主要不良反应,熟悉常用联合化疗方案及其英文缩写名称。

3.不同类型血液病患者(贫血、白血病、出凝血疾病)的健康宣教要点。

三、血液系统疾病患者护理评估

(一)一般资料

患者床号＿＿＿＿　　入院日期＿＿＿＿　　评估日期＿＿＿＿

性别＿＿＿＿＿＿＿＿　　年龄＿＿＿＿＿＿＿＿　　信息来源＿＿＿＿＿＿＿＿　　过敏史＿＿＿＿＿＿＿＿

付费方式:□自费　　□城镇医保　　□农村医保　□其他＿＿＿＿＿＿＿＿

（二）心理社会精神评估

职业＿＿＿＿＿＿＿＿　　婚姻状况＿＿＿＿＿＿＿＿　　教育水平＿＿＿＿＿＿＿＿　　宗教信仰＿＿＿＿＿＿＿＿

抽烟:□否　□是＿＿＿＿＿＿＿支/天　烟龄＿＿＿＿＿＿＿年　□已戒

饮酒:□否　□是　□已戒

患者情绪＿＿＿＿＿＿＿＿　　休息和睡眠＿＿＿＿＿＿＿＿　　患者角色适应＿＿＿＿＿＿＿＿

经济状况:□良好　□一般　□差　　　　焦虑:□无　　□有

焦虑的原因:＿＿＿＿＿＿＿＿＿＿＿＿＿＿＿＿＿＿＿＿＿＿＿＿＿＿＿＿＿

主要照顾者:＿＿＿＿＿＿＿＿　　家庭应对问题:□无　　□有:＿＿＿＿＿＿＿

其他:＿＿＿＿＿＿＿＿＿＿＿＿＿＿＿＿＿＿＿＿＿＿＿＿＿＿＿＿＿＿＿＿＿＿

（三）入院诊断:＿＿＿＿＿＿＿＿＿＿＿＿＿＿＿＿＿＿＿＿＿＿＿＿＿＿＿＿＿

（四）主诉:＿＿＿＿＿＿＿＿＿＿＿＿＿＿＿＿＿＿＿＿＿＿＿＿＿＿＿＿＿＿＿

（五）现病史:

（六）实验室及辅助检查:

（七）目前治疗/用药:

（八）家族史、既往史:

（九）护理体检:

1.一般情况

T(℃)	P(次/min)	R(次/min)	BP(mmHg)	体重(kg)	身高(cm)	BMI(kg/m²)

2.血液系统评估：

皮肤黏膜：□弹性、色泽、温度、湿度正常　□弹性差　□皮肤干燥　□毛发干枯

　　　　　□反甲　□苍白、贫血貌　□瘀血、瘀斑　□散在出血点　□牙龈出血

　　　　　□鼻黏膜出血　□其他部位出血（描述）＿＿＿＿＿＿＿＿＿＿＿＿＿

　　　　　□舌炎与口角炎　□发绀　□潮红　□脱水　□水肿（程度＿＿＿＿）

淋巴结：□正常　□肿大，部位＿＿＿＿＿

疼痛：□无　□有，部位＿＿＿＿＿　□性质＿＿＿＿＿　□评分＿＿＿＿＿

营养状况：□良好　□差　□体型正常　□肥胖　□消瘦

其他血液系统症状描述：＿＿＿＿＿＿＿＿＿＿＿＿＿＿＿＿＿＿＿＿＿＿＿＿＿

3.其他系统评估

循环：□正常　□异常脉搏＿＿＿＿＿　□异常心律＿＿＿＿＿　□起搏器　□其他：＿＿＿＿

呼吸：□正常　□异常节律＿＿＿＿　□深长呼吸　□咳嗽　□咳痰　□氧气＿＿＿＿

　　　□正常呼吸音　□呼吸音减弱　□湿啰音　□哮鸣音　□喘息音

消化：□胃纳正常　□胃纳差　□正常大便　□便秘　□其他＿＿＿＿＿

　　　□饮食医嘱＿＿＿＿＿（普食、半流质、流质、糖尿病、低盐、低蛋白等）

　　　□恶心呕吐　□腹胀　□腹泻　□口腔溃疡　□呼气有尿臭味

泌尿：□正常　□多尿　□少尿　□无尿　□尿失禁　□导尿管　□其他＿＿＿＿

神经：□清醒　□意识障碍　□尿毒症脑病　□感觉异常＿＿＿＿＿　□运动障碍

＿＿＿＿＿

其他异常情况描述：＿＿＿＿＿＿＿＿＿＿＿＿＿＿＿＿＿＿＿＿＿＿＿＿＿＿＿

4.损伤的风险评估

压疮风险评分(Braden Scale)：＿＿＿＿＿

感觉	潮湿	活动方式	活动能力	营养	摩擦力/剪切力
1 完全受限	1 一直潮湿	1 卧床	1 完全受限	1 极差	1 已存在问题
2 极度受限	2 潮湿	2 轮椅	2 极度受限	2 差	2 潜在问题
3 轻度受限	3 很少潮湿	3 很少走动	3 轻度受限	3 良好	3 没有明显问题
4 没有改变	4 没有潮湿	4 经常行走	4 没有改变	4 极佳	

若压疮风险评分总分≤18分,提示有发生压疮的风险,应采取积极的预防措施

坠落或跌倒风险评分：＿＿＿＿＿

2 意识模糊、无定向力	2 近期有意识丧失、癫痫史	1 视物障碍
2 近 3 月内有 3 次以上坠床/跌倒史	2 诊断为体位性低血压	1 吸毒或酗酒
2 站立不稳	1 使用抗高血压药物	1 年龄≥65 岁
2 镇静期间	1 体能虚弱	

若坠落或跌倒风险评分总分≥3分,提示患者有坠床或跌倒的高风险,需要采取防范措施

四、护理计划

仔细分析你见习时采集的患者资料,提出主要护理诊断/问题,写出护理措施。

护理诊断/问题 及诊断依据	相关因素	护理措施

(洪少华)

第六章　内分泌与代谢性疾病患者的护理

第一节　内分泌与代谢性疾病常用护理技术

【实训要求】　通过糖尿病常用护理技术的实训操作,掌握血糖测量、胰岛素注射技术等专科操作的目的、操作流程、注意事项,熟练有关操作。

实训一　血糖测量法

一、实训目的

通过实训,学会血糖测量的操作,了解血糖监测的时间,掌握血糖测量的注意事项。

二、知识链接

1.原理　人体血液中的糖称为血糖,绝大多数情况下都是葡萄糖。体内各组织细胞活动所需的能量大部分来自葡萄糖。血糖必须保持一定的水平才能维持体内各器官和组织的需要。在临床中,糖尿病患者无任何症状,如果未进行血糖测量很难分辨并确诊为糖尿病患者,等到出现症状时一般已经出现了各种糖尿病慢性并发症,因此血糖的测量对预防和治疗糖尿病具有十分积极的意义。

2.适应证　适用于正常健康人血糖的检测,糖尿病患者血糖的监控。

3.禁忌证　无明显禁忌证。

4.血糖监测时间

(1)空腹血糖:是指隔夜空腹(至少 8～10h 未进任何食物,饮水除外)早餐前采血所测的血糖值。

(2)餐后 2h 血糖:是指从吃第一口饭开始计时,到 2h 采血所测的血糖值。

(3)餐前血糖:是指三餐前采血所测的血糖值。

(4)随机血糖:是指一天中的任意时间采血所测的血糖值,与进餐时间无关。

(5)睡前血糖:一般在 22:00 左右采血所测的血糖值。

(6)夜间血糖:指在凌晨 1:00—3:00 采血所测的血糖值。

三、操作步骤

1. 实训准备

（1）核对患者信息，确认血糖检测时间；向患者解释操作目的，取得配合。

（2）自身准备：仪表大方，工作服整洁，用七步洗手法洗手，戴口罩。

（3）用物准备：①治疗盘、血糖仪（图 6-1）、一次性采血针、相匹配的血糖试纸（放试纸瓶内）、消毒干棉签、75％酒精棉签或医用酒精棉片、污物杯、利器盒、一次性手套。②检查用物有效期、试纸瓶盖是否密闭。

2. 操作流程

（1）携用物至患者床边，戴手套。评估采血部位皮肤，首选无名指，以指腹两侧为佳。

（2）用酒精消毒采血部位，待干。

（3）插入试纸，完全推入，核对试纸代码（必要时进行调校）。

（4）将采血针对准采血部位采血。见滴血符号后吸入血样，用干棉签按压采血点。

（5）待血糖仪屏幕跳出血糖数值，读取血糖值并记录。

（6）整理：将采血针放入利器盒内，废弃试纸放入医疗垃圾袋内。

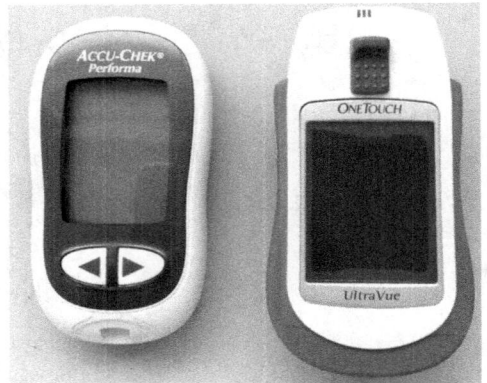

图 6-1　血糖仪

四、注意事项

（1）手指清洁，用酒精消毒皮肤，预防感染。

（2）手指需干燥后采血，防止血液稀释。

（3）不可过分用力挤血。若采血后血滴不够，可顺着血流方向从手指近心端向远心端轻轻挤压。

（4）每次取出试纸后立即将瓶盖盖紧；试纸应放在阴凉、干燥处，切忌将试纸放入冰箱内；试纸一旦受潮，就不能再使用。

（5）试纸打开后的有效使用时间根据生产商的具体要求来定。

（6）血糖仪内的代码应与试纸代码一致。

（7）血糖仪确保在 6～44℃ 的环境下测试。

（8）异常结果应重复检测一次，通知医生采取不同的干预措施，必要时抽静脉血测定血浆葡萄糖。

（9）血糖仪的校准：应按生产商使用要求定期进行标准液校正。

五、思考与讨论

糖尿病的诊断标准是什么?

六、延伸阅读

馒头餐试验

对已确诊为糖尿病而且血糖值比较高的患者,为了解胰岛素的贮备情况,一般不宜做口服葡萄糖耐量试验,可行馒头餐试验,用 100g 面粉制成的馒头代替。

试验方法:试验前三天或更多时间,受试者每日碳水化合物的摄入量不能少于 150g。在整个试验期间,受试者宜取坐位,禁止进食及吸烟,禁止一些消耗体力的活动。试验日晨空腹取静脉血后将馒头于 10min 内吃完,从进食的第一口开始计时,分别于食后 60min、120min 和 180min 取静脉血。在每次测定血糖的同时测定血胰岛素水平和(或)C 肽水平。

注意事项:应在空腹状态下进行此项试验。空腹是指禁食 8～10h。试验前患者应无恶心、呕吐,无发热,无酮体阳性,否则不宜进行此试验。

七、在线学习

血糖测量操作技术(视频)

学习心得:＿＿＿＿＿＿＿＿＿＿＿＿＿＿＿＿＿＿＿＿

＿＿＿＿＿＿＿＿＿＿＿＿＿＿＿＿＿＿＿＿＿＿＿＿＿

＿＿＿＿＿＿＿＿＿＿＿＿＿＿＿＿＿＿＿＿＿＿＿＿＿

＿＿＿＿＿＿＿＿＿＿＿＿＿＿＿＿＿＿＿＿＿＿＿＿＿

二维码 18

实训二　胰岛素注射笔操作流程

一、实训目的

通过实训,学会胰岛素注射的操作,掌握胰岛素注射的操作流程和相关注意事项。

二、知识链接

1. 原理　糖尿病患者血糖增高,胰岛素分泌功能减退,所以只能注射胰岛素以降低患者血糖。选择合适的胰岛素注射笔,掌握胰岛素笔的正确使用尤为重要。

2. 适应证　糖尿病患者。

3. 禁忌证　无明显禁忌证。

三、操作步骤

1. 实训准备

(1)向患者解释操作目的,取得配合。

(2)自身准备:仪表大方,工作服整洁,用七步洗手法洗手,戴口罩。

(3)用物准备:胰岛素注射笔壳(图 6-2)、合适的笔芯、治疗盘、消毒干棉签、75%酒精棉签或医用酒精棉片、污物杯、利器盒。

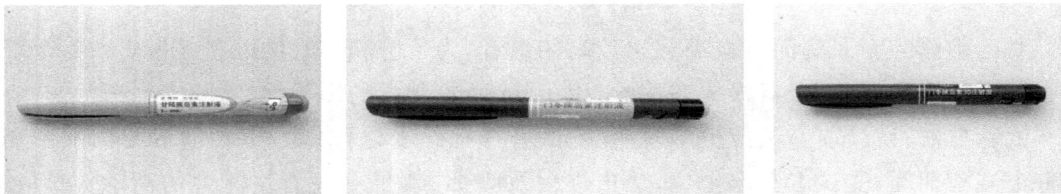

图 6-2　胰岛素注射笔

2. 操作流程

(1)在治疗室准备好胰岛素注射笔:

1)核对胰岛素种类,若胰岛素为预混胰岛素(如诺和锐 30、诺和灵 30R、诺和灵 N、优泌林 70/30、优泌乐 25 等),先摇匀,放置手心内滚动 10 次以上,再前后甩动 10 次以上,直至液体为白色均匀云雾状。

2)安装胰岛素笔芯:①旋开笔芯架,用手指将活塞杆直接推至底部不能移动;②将新的胰岛素笔芯装入笔芯架内,笔芯架与笔杆拧紧。

3)用酒精消毒笔芯橡皮膜,安装针头。

(2)将准备好的胰岛素注射笔置于治疗盘内,连同消毒干棉签、75%酒精棉签或医用酒精棉片、污物杯、利器盒等用物,携至患者床边。

(3)核对患者信息,再次核对医嘱(胰岛素种类、剂量、胰岛素注射时间)。

(4)选择注射部位,用 75%酒精消毒皮肤,待干。

(5)排气:新笔芯调节 4 个单位(已开始使用的笔芯调节 1 个单位),针头朝上按下注射推键,排出空气,直至针尖出现胰岛素液滴。

(6)调节剂量:在胰岛素注射笔上准确调节注射剂量,准备注射。

(7)注射:捏起皮肤(4mm、5mm 胰岛素针头可不捏皮),垂直进针,大拇指完全按下注射推键不松开,注射完毕至少停留 10s 拔针。

(8)整理:注射完毕,妥善处理废弃针头及用物。

四、注意事项

(1)注意胰岛素的规格、剂型、种类、有效期、有无破裂。

(2)每次注射前必须进行安全性测试,包括安装胰岛素笔芯、安装针头、皮肤检查等。

（3）胰岛素注射后按时进餐，应确认食物已准备好。

（4）行空腹检查前请勿注射胰岛素，以免发生低血糖。

（5）一支胰岛素笔芯仅供一位患者使用。

（6）胰岛素针头一次一换，注射后及时卸下针头，严禁重复使用。

（7）胰岛素应注射在皮下，注射部位有：腹部（脐周 5cm 以内不能注射，身体两侧皮下层薄也不能注射）、上臂外侧、大腿前外侧、臀部。避免在有瘢痕或硬结的部位注射，合理安排注射部位的轮换。

（8）正确保存未使用和已使用的胰岛素（根据厂家说明书）。

五、思考与讨论

糖尿病患者注射胰岛素如何保护皮肤？

六、在线学习

1. 胰岛素注射技术（PPT）

学习心得：_____

_____

_____

_____

二维码 19

2. 糖尿病药物规范注射九步骤（视频）

学习心得：_____

_____

_____

_____

二维码 20

第二节　内分泌与代谢性疾病案例

【目的与要求】　通过糖尿病和甲状腺功能亢进症的案例分析，进一步巩固系统常见疾病发生的病因、发病机制、临床表现、实验室和其他检查、治疗原则、护理诊断、护理措施及健康教育。通过模拟个案护理，能够熟练地运用护理程序的工作方法，对患者进行护理评估、护理诊断、护理计划、模拟实施护理措施并评价效果,从而全面训练学生的评判性思维能力和临床护理思维能力,提高学生的临床综合实践能力。

【知识要点归纳】

1.1 型、2 型糖尿病的特点。

2.糖尿病的诊断标准。

3.糖尿病的急性并发症有哪些? 慢性并发症有哪些?

4.糖尿病低血糖有哪些诱因?

5.低血糖的临床表现和急救处理。

6.胰岛素的注射部位有哪些？如何指导患者做好部位轮换？

7.胰岛素和 α-糖苷酶抑制剂合用的患者出现低血糖,纠正低血糖时需要使用什么？

8.糖尿病饮食中,脂肪、碳水化合物、蛋白质的比例如何分配？

9.口服降糖药有哪几类？

10.可引起低血糖的降糖药物有哪些？

11. 何谓妊娠糖尿病、糖尿病合并妊娠?

12. 糖尿病酮症酸中毒患者在补钾时应注意哪些?

13. 糖尿病肾病分哪几期?

14. 胰岛素如何保存?

15. 1 型糖尿病在什么情况下可以使用口服降糖药? 分别是哪几类?

16.检测糖化血红蛋白的临床意义？与检测血糖有何不同？

17.口服葡萄糖耐量试验适用于哪些人？该试验如何做？

18.简述糖尿病运动治疗的适应证。糖尿病出现哪些症状时需禁止运动？

19.甲亢高代谢综合征的表现有哪些？

20.非浸润性突眼和浸润性突眼眼部改变的区别。

21. ^{131}I 治疗的原理。

22. 硫脲类和咪唑类药物的作用机制和适应证。

23. 甲状腺次全切除术后主要的并发症有哪些？

24. 甲亢突眼的眼部护理。

25. 简述甲状腺危象的诱因。出现哪些症状应警惕可能发生甲状腺危象？

案例一　糖尿病

患者,女性,20 岁,口干、多饮、多尿 10 月余,腹痛、恶心、呕吐 1d。

患者 10 个月前无明显诱因下出现口干多饮、易饥多食、多尿,伴泡沫尿,乏力、消瘦,体重下降约 5kg,因出现呕吐,去当地医院就诊,空腹血糖 25.09mmol/L,诊断为"糖尿病"并收住入院,予甘精胰岛素针,联合门冬胰岛素针餐前皮下注射。血糖控制相对稳定后出院,出院后一直按上述胰岛素剂量治疗,治疗期间曾多次出现过低血糖,自行进食后症状都能好转。3d 前早饭后血糖低至 1.2mmol/L,患者低血糖纠正后即自行停用了胰岛素,改为二甲双胍片口服降糖。1d 前患者乏力、口干明显,并出现腹痛、恶心、呕吐,去当地医院门诊查:空腹血糖 19.48mmol/L,餐后 2h 血糖 30.37mmol/L,HbA1c 15.3%,血酮体阳性,来医院急诊就诊,予以补液降糖等对症处理,为进一步诊治转内分泌科住院治疗。

护理评估:T 37.6℃,P 102 次/min,R 22 次/min,BP 92/64mmHg,口唇干燥,乏力明显,腹平软,无腹痛,无恶心、呕吐。

血气分析:pH 7.30,PaO_2 94.6mmHg,$PaCO_2$ 28mmHg,HCO_3^- 15.2mmol/L。血常规检查:WBC $9.12×10^9$/L,中性粒细胞占 78.6%。电解质:钾 3.135mmol/L、钠 136mmol/L、氯 101mmol/L。

入院诊断:1 型糖尿病,糖尿病酮症酸中毒。

治疗计划:补液、小剂量胰岛素治疗、纠正电解质紊乱和酸中毒;完善检查以进一步明确有无糖尿病慢性并发症;门冬胰岛素针联合甘精胰岛素针皮下注射。

讨论:

1.糖尿病急性并发症有哪些?

2.糖尿病酮症酸中毒的诱因有哪些? 该患者的诱因是什么?

3.根据病史,你是如何判断患者出现了糖尿病酮症酸中毒?

4.你是如何判断该患者是 1 型糖尿病？

5.糖尿病患者血糖低于多少属于低血糖？

6.二甲双胍片属于哪类降糖药？该患者能使用吗？如要使用,该如何使用？

7.应用护理程序的方法为该糖尿病患者制订护理计划。

案例二 2 型糖尿病、糖尿病足

患者,男性,61 岁,发现血糖升高 16 年,左足破溃 1 周。

患者 16 年前无明显诱因下出现口干、多尿、多饮、多食,3 个月内体重下降 8kg,偶有泡沫尿,无视物模糊,无四肢麻木,就诊于当地医院,测空腹血糖 10.8mmol/L,HbA1c 8.6%,诊断为"2 型糖尿病",予格列齐特治疗。患者服药后症状稍好转,多次测空腹血糖在 5.6～7.2mmol/L,此后患者间断服药,监测血糖不规范。患者饮食控制差,喜好吃肥肉,且不爱运动。每年体检监测空腹血糖在 10mmol/L 左右。10 年前,患者就诊后加用了阿卡波糖片口服,服药及监测血糖仍不规范。5 年前,体检发现空腹血糖 17.2mmol/L,HbA1c 12.8%,给予诺和锐餐前皮下注射,血糖控制相对稳定后出院,出院后半年患者一直注射诺和锐针,多次测空腹血糖在 7.2～8.8mmol/L。在治疗期间,患者曾出现过大汗淋漓,手抖,心慌,自行进食糖果及糕点后症状好转,检测血糖每月 1 或 2 次,饮食、运动习惯仍不变。2 年前出现双脚麻木,视物模糊,但患者未引起重视,2 周前,患者因脚底胼胝在路边修脚店去足底死皮,1 周前左足底出现红肿热痛,并出现破溃,伴淡黄色液体,味臭,量少,就诊于医院,测空腹血糖 19.9mmol/L,为求进一步诊治,门诊拟"2 型糖尿病、糖尿病足"收住入院。

护理评估:T 37℃,P 72 次/min,R 18 次/min,BP 152/89mmHg,左足红肿,皮温高,足底有一 2cm×3cm 破溃,潜行 0.8cm,有少量脓性分泌物伴少量渗液,味臭。

实验室检查:空腹血糖 15.8mmol/L,餐后 2h 血糖 25.2mmol/L,HbA1c 13.1%(正常范围 4.2%～6.2%),血酮体阴性;血气分析:pH 7.37,PaO$_2$ 97.8mmHg,PaCO$_2$ 35mmHg,HCO$_3^-$ 21.2mmol/L。WBC 7.36×10^9/L,中性粒细胞占 68.3%。

入院诊断:2 型糖尿病、糖尿病足。

治疗计划:控制血糖、血压;联合应用抗生素控制足部感染;完善相关检查;清创换药、必要时请外科会诊。

讨论:

1.糖尿病慢性并发症有哪些?

2.结合病史,你初步判断该患者出现了哪些慢性并发症?

3.糖尿病足的危险因素有哪些? 引起该患者糖尿病足是什么原因?

4.依据糖尿病足的严重程度,常用的分级法为 Wagner 分级法,分几级? 请根据该患者的糖尿病足临床表现,判断其临床分级。

5.针对该患者的生活方式,需要干预吗? 如何做好糖尿病足的预防?

案例三　　Graves 病

患者,女,35 岁。消瘦、乏力 2 月。

2 月前患者无明显诱因下出现乏力、手抖、消瘦,感全身无力、体能下降,家人发现其双手有不自主细微抖动,自己感觉有心慌心悸,常感心动过速,服用普萘洛尔治疗;怕热,易出汗,偶有低热,体温 38℃左右;平时多食易饥,一般进食后 1~2h 即再感饥饿,一天内进食多次,并伴有体重下降,2 月内约下降 5~6kg;无头晕头胀,无胸闷气急,无双下肢水肿,无突眼等不适。半个月前因"上呼吸道感染"至当地医院检查,甲状腺 B 超示:甲状腺肿大伴弥漫性病变,血流量明显增多。予以甲巯咪唑治疗。为求进一步诊治,门诊拟"Graves 病"收入院。

护理评估:T 37.4℃,P 92 次/min,R 18 次/min,BP 108/62mmHg,双侧甲状腺Ⅰ度肿大,双手细颤,伸舌细颤,手心潮湿。

实验室检查:甲状腺功能示 TT_3 5.23nmol/L(正常范围 1.02~2.96nmol/L),TT_4 288.44nmol/L(正常范围 55.47~161.25nmol/L),TSH 0.02mU/mL(正常范围 0.380~4.340mU/mL),FT_3 22.67pmol/L(正常范围 2.77~6.31pmol/L),FT_4 61.19pmol/L(正常范围 10.45~24.38pmol/L),TPOAb 424U/mL(正常范围 0.00~100.00U/mL);血常规检查示:WBC $2.9×10^9$/L,中性粒细胞 $1.0×10^9$/L;肝功能示:谷丙转氨酶 72U/L,谷草转氨酶 56U/L。

入院诊断:Graves 病、肝功能异常、白细胞减少症。

治疗计划:忌碘饮食,丙基硫氧嘧啶片口服,同时口服双环醇片(百赛诺)及多烯磷脂胆碱胶囊(易善复)护肝治疗,口服普萘洛尔片控制心率,完善相关检查。

讨论:

1.何谓甲状腺功能亢进症(简称甲亢)？该患者有哪些甲亢的临床表现?

2.抗甲状腺药物有哪几类？主要的不良反应有哪些?

3.如何给予该患者有针对性的饮食指导?

4.该患者出现了白细胞和中性粒细胞减少,试述该患者的用药护理。

5.如何对该患者进行全面的健康宣教。

案例四　糖尿病(进展)

一、案例引入

患者孙某,女性,56 岁,工人,退休,初中文化。因"多尿、多饮、口渴,伴体重下降 2 年,出现足部溃疡半个月"入院。

患者自述 2 年前出现多尿、多饮、口渴,每日饮水量 1.5～2 壶开水瓶(约 3000～4000mL)以上,体重下降近 5kg。测患者生命体征:T 36.5℃,P 76 次/min,R 18 次/min,BP 130/80mmHg,身高 160cm,体重 60kg。

讨论:

1.根据该患者的主诉,你会建议患者到哪个科就诊? 为什么?

二、案例进展

经完善各项检查,结合病史,患者被确诊为 2 型糖尿病,收住糖尿病专科,给予二甲双胍、格列苯脲降血糖治疗。至今接受治疗已 2 年有余。

半月前,患者自觉又出现明显口干、多饮症状,伴乏力,夜尿增多(3～4 次/晚)。自觉双下肢麻木,2d 前洗脚时发现左足踇趾溃疡,遂来院复诊。

入院体检发现:T 36.4℃,P 92 次/min,R 18 次/min,BP 135/90mmHg,身高 160cm,体重 70kg。神志清,营养好,体型肥胖;听诊双肺呼吸音清;心浊音界不大;双下肢无浮肿,四肢活动好;双下肢痛觉减退、温度觉障碍、压力觉缺失,足背动脉搏动好;双下肢皮肤干燥,左足踇趾外侧可见一 3cm×3.5cm 皮肤溃疡区,有脓性分泌物,周围皮肤红肿。

讨论:

2.该患者出现了何种糖尿病并发症? 你认为还有必要评估哪些有关疾病信息?

三、进一步评估

责任护士详细评估后收集到以下疾病信息:

口服降糖药治疗情况：二甲双胍 0.5g tid，格列苯脲 5mg，每晨 1 次。服药不规律，有时忘记服药。

饮食情况：饮食控制不严格，饥饿时加餐较随意，爱吃零食。

生活习惯：作息规律，但运动很少，除一般家务劳动外，很少参加其他活动锻炼。

穿着：入院时脚穿一双硬底低跟牛皮鞋，平时外出喜欢穿皮鞋，在家一般穿拖鞋。不爱穿布鞋或球鞋。

协助完成了相关实验室和特殊检查，发现以下异常指标：①空腹血糖 15.2 mmol/L，餐后 2h 血糖 18.5mmol/L，尿糖＋＋＋＋；②HbA1c 9.6％，胆固醇 5.83mmol/L，三酰甘油 2.11mmol/L；③腹部 B 超示脂肪肝。

本次入院后主要治疗医嘱：①糖尿病饮食，主食 250g/d(50g，100g，100g)。②药物治疗：诺和灵 30R，早 14 单位、晚 8 单位，餐前半小时皮下注射 0.9％生理盐水 100mL＋头孢呋辛钠针1.5g，静脉滴注，bid；甲硝唑注射液 500mg，静脉滴注，qd。③左足踇趾外侧溃疡处理：给予银离子敷料，每周换药两次。

讨论：

3.请结合病史及以上评估资料，提出患者的主要护理诊断/问题，说明诊断依据。

4.请帮助该患者计算适宜的能量摄入量，给予合理的饮食建议，并尝试为该患者设计个性化糖尿病食谱。

5.针对患者 2 年来的治疗情况和出现的问题，你认为应如何加强健康教育？请为该患者拟订一份健康宣教计划(应包括饮食指导、运动指导、用药指导、并发症的预防、自我监测内容及血糖控制目标、定期复诊等内容)。

四、案例进展(又半年后)

孙某经治疗后病情稳定出院。半年后,因出现颜面部水肿、尿量减少,伴乏力、食欲不振 10 余天,再次入院。拟"糖尿病肾病"收治肾内科。

护理评估:T 36.7℃,P 86 次/min,R 20 次/min,BP 155/90mmHg,身高 160cm,体重 65kg。神志清,颜面部轻度浮肿,轻度贫血貌;听诊双肺呼吸音清;心浊音界不大;腹部平软,肝脾未及。双下肢痛觉减退、温度觉障碍、压力觉缺失,左足背动脉搏动减弱,右足背动脉搏动尚好,左足第四、五踇趾坏疽形成;双下肢轻度凹陷性水肿。

实验室检查:空腹血糖 8.2mmol/L,HbA1c 7.5%。

血常规:WBC $6.5×10^9/L$,PLT $130×10^9/L$,Hb 95g/L。

肾功能:BUN 13.5mmol/L,Cr 265.1μmol/L,C_{Cr} 44mL/min。

讨论:

6.该患者自上次出院后血糖控制如何?

7.根据该患者肾功能检查结果,你能否判断其肾衰竭分期?

8.请结合病史,充分考虑患者的病情,提出患者现阶段的护理诊断,并按优先次序排列,然后讨论护理措施。

五、在线学习

糖尿病肾病护理查房(PPT)

学习心得:_____

_____

_____

二维码 21

_____

第三节　内分泌系统临床护理见习

一、见习目标

1.观察内分泌系统常见的症状和体征：身体外形改变、皮肤黏膜改变、突眼、营养失调、疲乏、排泄功能异常、骨痛、自发性骨折、骨关节变形、糖尿病足等，理解其临床意义。

2.分析患者已做或将做的实验室和辅助检查：激素及代谢产物测定、血清电解质、血糖、HbA1c、胰岛素和 C 肽释放试验、血渗透压、尿渗透压、甲状腺功能、同位素检查、B 超、X 线检查等，理解其临床意义。

3.观察内分泌科病房设置和仪器设备。

4.对一位糖尿病患者或其他内分泌系统疾病患者开展护理见习。

(1)采集病史，通过问病史、护理体检、查阅病历资料等方式，全面收集患者的主、客观资料。

(2)基于已收集的患者资料进行分析，做出恰当的护理诊断，制订出护理计划。

(3)结合所学理论知识正确解答患者疑问。

二、见习前知识技能准备

(1)各种内分泌检查的目的、方法及注意事项：TRH 兴奋试验、甲状腺摄[131]I 率试验、血清 TT_3、TT_4、FT_3、FT_4、TSH、TPOAb 测定、口服葡萄糖耐量试验、24h 尿微量白蛋白、醛固酮肾素血管紧张素试验、昼夜皮质醇节律试验等。

(2)内分泌科常用药物的作用、不良反应及注意事项：硫脲类、咪唑类、放射性[131]I、左甲状腺素、口服降糖药、胰岛素、胰高糖素样多肽 1(GLP-1)受体激动剂等。

(3)Graves 病、糖尿病患者的健康宣教。

三、预习思考题

1.简述口服葡萄糖耐量试验的方法和注意事项。

2.甲亢患者为何会出现怕热多汗、消瘦、食欲亢进、排便次数增多？

3. 如何预防和护理甲亢危象？

4. 糖尿病患者为何会出现"三多一少"症状？

5. 糖尿病酮症酸中毒有哪些临床表现？如何处理？

6. 糖尿病患者低血糖反应有哪些临床表现？如何紧急处理？

7. 胰岛素有哪些主要不良反应？如何预防？

8. 张女士,55 岁,退休,体重 52kg,身高 158cm,诊断 2 型糖尿病 1 个月,医嘱格列齐特缓释片 30mg,早餐时口服。请为该患者设计一份健康宣教计划,应包括饮食指导、运动指导、用药指导、并发症的预防、自我监测内容及血糖控制目标、定期复诊等内容。

四、糖尿病患者护理评估

（一）一般资料

患者床号_____ 入院日期_____ 评估日期、时间_____

性别_____ 年龄_____ 信息来源_____

过敏史_____

付费方式：□自费 □城镇医保 □农村医保 □其他_____

（二）心理社会精神评估

职业_____ 婚姻状况_____ 教育水平_____ 宗教信仰_____

抽烟：□否 □是_____支/天 烟龄_____年 □已戒

饮酒：□否 □是 □已戒

患者情绪_____ 休息和睡眠_____ 患者角色适应_____

经济状况：□良好 □一般 □差 焦虑：□无 □有

焦虑的原因：_____

主要照顾者：_____ 家庭应对问题：□无 □有_____

其他：_____

（三）入院诊断：_____

（四）主诉：_____

_____

（五）现病史：

（六）实验室及辅助检查：

（七）目前治疗/用药：

（八）家族史、既往史：

（九）护理体检：

1.一般情况

T(℃)	P(次/min)	R(次/min)	BP(mmHg)	体重(kg)	身高(cm)	BMI(kg/m^2)

2.糖尿病症状体征评估

体形:□正常　□超重　□肥胖　□偏瘦　□消瘦

代谢紊乱症候群(描述):_____

_____

并发症(描述):_____

_____

其他内分泌疾病症状体征评估描述:_____

_____

3.其他系统评估

呼吸:□正常　□异常节律_____　□咳嗽　□咳痰　□气管插管　□气管切开

　　　□正常呼吸音　□呼吸音减弱　□啰音　□哮鸣音　□喘息音

　　　□氧气_____(给氧方法、流量或浓度)　□其他:_____

循环:□正常　□异常脉搏_____　□异常心律_____　□起搏器　□其他:_____

消化:□胃纳正常　□胃纳差　□恶心呕吐　□其他_____

　　　□饮食医嘱_____(普食、半流质、流质、糖尿病等)

神经:□清醒　□意识障碍_____　□感觉异常_____　□运动障碍_____

皮肤黏膜:□正常　□皮肤瘙痒　□弹性差　□苍白　□发绀　□潮红

　　　　　□水肿(程度_____)　□其他_____

排泄:□正常大便　□便秘　□腹泻　□其他_____

　　　□正常小便　□多尿　□少尿　□无尿　□尿失禁　□尿液浑浊

　　　□导尿管　□膀胱造瘘管　□其他_____

其他:_____

4.损伤的风险评估

压疮风险评分(BradenScale):_____

感觉	潮湿	活动方式	活动能力	营养	摩擦力/剪切力
1 完全受限	1 一直潮湿	1 卧床	1 完全受限	1 极差	1 已存在问题
2 极度受限	2 潮湿	2 轮椅	2 极度受限	2 差	2 潜在问题
3 轻度受限	3 很少潮湿	3 很少行走	3 轻度受限	3 良好	3 没有明显问题
4 没有改变	4 没有潮湿	4 经常行走	4 没有改变	4 极佳	

若压疮风险评分总分≤18 分,提示有发生压疮的风险,应采取积极的预防措施

坠落或跌倒风险评分:_____

2 意识模糊、无定向力	2 近期有意识丧失、癫痫史	1 视物障碍
2 近 3 月内有 3 次以上坠床/跌倒史	2 诊断为体位性低血压	1 吸毒或酗酒
2 站立不稳	1 使用抗高血压药物	1 年龄≥65 岁
2 镇静期间	1 体能虚弱	

若坠落或跌倒风险评分总分≥3 分,提示患者有坠床或跌倒的高风险,需要采取防范措施

五、护理计划

仔细分析你见习时采集的患者资料，提出主要护理诊断/问题，写出护理措施。

护理诊断/问题及相关因素	诊断依据	护理措施

（袁静云）

第七章　风湿性疾病患者的护理

第一节　风湿性疾病案例

【目的与要求】　通过风湿性疾病案例分析,巩固常见风湿性疾病发生的病因、发病机制、临床表现、实验室和其他检查、治疗原则、护理措施及健康教育;能较熟练地运用护理程序对患者进行护理评估、提出护理诊断、制订护理措施;能对患者进行全面的评估与处理;提高综合分析能力和解决实际问题能力。

【知识要点归纳】

1.风湿性疾病患者有哪些常见的症状体征?

2.风湿性疾病患者如何进行皮肤护理?

3.风湿性疾病患者如何促进或保持关节功能?

4.风湿性关节炎(RA)患者的关节表现有哪些？

5.RA 患者关节疼痛、僵硬、畸形如何护理？

6.简述下列风湿性疾病患者常用药物的不良反应：NSAID、抗疟药、糖皮质激素、免疫抑制剂、雷公藤。

7.哪些环境因素与系统性红斑狼疮(SLE)的发病有关？

8.SLE 有哪些特征性的病理改变？

9.SLE 患者有哪些皮肤损害？最具特征性的皮肤损害是什么？如何进行皮肤护理？

10.SLE 的首选筛查项目是哪项？其标记性抗体是哪两项？

11.简述 SLE 患者的健康指导要点。

案例一　　系统性红斑狼疮

患者,女,34 岁,已婚,因全身关节肿痛伴低热 1 月余到门诊就诊。患者 1 个月前无明显诱因下出现全身肌肉酸痛伴关节肿痛,无活动受限,伴发热、颜面部蝶形红斑、口腔溃疡、脱发,最高体温38.4℃,无胸闷气促。门诊查血常规:WBC 2.7×10^9/L;ESR 60mm/h;ANA(+),dsDNA(+)。ENA 抗体谱提示:抗 RNP(-),抗 SSA(+),抗 SSB(+-)。门诊拟"系统性红斑狼疮"收住入院。

护理评估:T 37.8℃,P 115 次/min,R 20 次/min,BP 122/76mmHg,神志清楚,咽部充血,双肺呼吸音清,HR 115 次/min,节律整齐。

入院后拟订治疗计划:给予糖皮质激素抗感染治疗,对症治疗。

讨论

1.该患者哪些临床表现及实验室检查符合系统性红斑狼疮的表现?

2.你认为还应从哪些方面完善对患者的护理评估？请补充需完善评估的内容,并说明理由。

3.请根据已知的病情资料提出该患者目前主要的护理诊断,说明诊断依据,并制订护理措施。

4.该患者的健康教育应从哪些方面去落实？

案例二　类风湿关节炎

沈女士,43 岁,因"反复发作关节肿痛 12 年,再发加重一周"入院。患者 12 年前无明显诱因出现关节肿痛,呈间断发作,主要累及双手掌指关节、双肩关节、双膝关节,于天气变化时加重,渐发展至双肘关节、右腕关节变形,伴有晨僵、发热,诊断为"类风湿关节炎"。12 年来病情反复发作,给予雷公藤多苷、阿司匹林、泼尼松(强的松)坚持治疗。近一周再发关节疼痛,主要累及双手指间关节、双腕、双肩及双膝关节,伴有关节功能障碍,无口腔溃疡、无腹痛。既往无其他传染性及慢性病病史。

护理评估:T 37.1℃,P 88 次/min,R 24 次/min,BP 120/82mmHg,神志清楚,呼吸平稳,双肺呼吸音清晰,心率 88 次/min,节律齐。可见双腕关节畸形、肿胀。实验室检查:WBC 5.7×10^9/L,ESR 86mm/h,类风湿因子(RF)203U/mL,抗角蛋白抗体(AKA)(＋),抗环瓜氨酸肤抗体(CCP)(＋)。双手腕部 X 线示骨质疏松呈虫蚀样改变,符合类风湿关节炎改变。

治疗计划:抗感染、抗风湿、支持对症治疗。

讨论:

1.何谓晨僵? 试向患者解释晨僵发生的原因。

2.针对患者关节活动问题可提出什么护理诊断? 简述护理措施。

案例三　类风湿关节炎、肺间质病变(进展性)

一、案例引入

患者,男,74 岁,"类风湿关节炎"病史 8 年,症状再发加重 8d 入院。患者 8 年来反复出现全身关节疼痛,呈发作性隐痛,伴有关节肿胀,以四肢小关节明显,外院确诊为"类风湿关节炎",一直以泼尼松、甲氨蝶呤、雷公藤等治疗,治疗后有所好转,但仍反复发作。8d前患者感冒后出现关节肿痛,活动后气促,呼吸困难,并伴有干咳、易疲劳感而入院诊治。

护理评估:T 36.5℃,P 84 次/min,R 24 次/min,BP 132/89mmHg。患者神志清,精神软,体型消瘦,慢性病容,全身浅表淋巴结未见肿大,呼吸浅快,口唇发绀,听诊双肺下段爆破音,偶有干咳,无胸痛。右手食指近端指关节、左脚中趾肿胀畸形,右肘关节处可见一皮下结节,双腕、双肘、双肩、双膝关节肿痛,关节活动受限,有晨僵,指端发绀明显。肺部CT 检查示:双肺呈毛玻璃样改变,右肺尖可见一小结节影。

实验室检查:Hb 61g/L,WBC $12.7×10^9$/L,CRP 38.41mg/L;ESR 142mm/h,RF(+);抗 SSA(+),抗 SSB(+)。

肺功能检查:肺弥散功能减低。

诊断:类风湿关节炎、肺间质病变。

讨论:

1.请提出主要护理诊断,按优先次序排列。

二、案例进展

入院后给予泼尼松、阿司匹林、甲氨蝶呤等抗风湿治疗,鼻导管吸氧 2L/min。 第 2 天,护士评估发现,患者自觉呼吸困难无明显缓解,主诉全身多关节疼痛,情绪悲观、焦虑。 查血气分析示:PO_2 60mmHg,PCO_2 60mmHg。

讨论:

2.请根据患者目前的心理问题提出一个护理诊断,简述理由,并结合病情给予恰当的护理措施。

三、案例结局

患者住院治疗 10d 后,症状缓解。 休息时呼吸平稳,活动后无明显气急。 双肩、双腕关节疼痛消失,双膝关节疼痛明显缓解,活动范围加大,右手指间关节肿胀消退。 准备出院。 出院医嘱泼尼松、甲氨蝶呤、布洛芬继续口服治疗。 出院前行健康教育。

讨论:

3.对该患者的出院宣教重点应是什么?

第二节　风湿性疾病临床护理见习

一、见习目标

1.观察风湿性疾病常见的症状和体征:关节疼痛与肿胀、关节僵硬与活动受限、皮肤损害等,理解其临床意义。

2.分析患者已做或将做的风湿性疾病实验室和辅助检查:血常规、尿常规、肝功能、肾功能、血肌酶谱、自身抗体检测、关节液检查、关节影像学、关节镜、皮肤狼疮带试验、肌活检、类风湿结节活检等,理解其临床意义。

3.观察风湿科病房设置和仪器设备。

4. 对一位风湿性疾病患者(系统性红斑狼疮、类风湿关节炎或其他风湿性疾病)开展护理见习。

(1)采集病史,通过问病史、护理体检、查阅病历资料等方式,全面收集患者的主、客观资料。

(2)结合患者病史实施正确的皮肤护理。

(3)基于已收集的患者资料进行分析,做出恰当的护理诊断,制订出护理计划。

(4)整理并撰写见习病例报告。

(5)结合所学理论知识正确解答患者疑问。

二、见习前知识技能准备

1. 护理评估技术 　关节功能评估方法、躯体活动状况的评估、皮肤状况的评估、生活自理能力的评估。

2. 护理实施技术 　关节腔穿刺术的配合、骨、关节系统受累后的康复指导、神经肌肉系统受累后的康复指导。

3. 健康宣教技能 　类风湿关节炎、系统性红斑狼疮的健康宣教。

三、风湿性疾病患者护理评估

(一)一般资料

患者床号_____　入院日期_____　评估日期_____

性别_____　年龄_____　信息来源_____　过敏史_____

付费方式:□自费　□城镇医保　□农村医保　□其他_____

(二)心理社会精神评估

职业_____　婚姻状况_____　教育水平_____　宗教信仰_____

抽烟:□否　□是_____支/天　烟龄_____年　□已戒

饮酒:□否　□是　□已戒

患者情绪_____　休息和睡眠_____　患者角色适应_____

经济状况:□良好　□一般　□差　　　焦虑:□无　□有

焦虑的原因:_____

主要照顾者:_____　家庭应对问题:□无　□有_____

其他:_____

(三)入院诊断:_____

(四)主诉:_____

(五)现病史:

（六）实验室及辅助检查：

（七）目前治疗/用药：

（八）家族史、既往史：

（九）护理体检：

1. 一般情况

T(℃)	P(次/min)	R(次/min)	BP(mmHg)	体重(kg)	身高(cm)	BMI(kg/m²)

2. 风湿性疾病评估

关节：□疼痛：部位_____ 性质_____ 评分_____ 缓解或加重的因素_____

　　　□肿胀：部位_____ 缓解或加重的因素_____

　　　□畸形：□功能障碍 部位_____

　　　□晨僵：部位_____ 持续时间_____ 缓解或加重的因素_____

　　　□其他伴随症状：□低热 □乏力 □食欲不振 □口眼干燥

皮肤黏膜：□苍白 □湿冷 □发绀 □潮红 □其他_____

　　　　　□皮疹：部位_____ 颜色_____ 形态_____

　　　　　□红斑：部位_____ 数量_____ 大小_____

　　□水肿:部位_____　　程度_____

　　□溃疡:部位_____　　程度_____　　大小_____

　　□疼痛:部位_____　　性质_____　　评分_____　　缓解或加重的因素_____

其他风湿性疾病症状、体征_____

_____

　　3.其他系统评估

呼吸:□正常　□异常节律_____　□咳嗽　□咳痰　□气管插管　□气管切开

　　　□正常呼吸音　□呼吸音减弱　□啰音　□哮鸣音　□喘息音

　　　□氧气_____(给氧方法、流量或浓度)　□其他:_____

循环:□正常　□异常脉搏_____　□异常心律_____　□起搏器　□其他:_____

消化:□正常　□胃纳差　□饮食医嘱_____(普食、半流质、流质、糖尿病等)

　　　□正常大便　□便秘　□其他_____

泌尿:□自主排尿　□多尿　□少尿　□无尿　□尿失禁　□导尿管　□膀胱造瘘管

　　　□尿液浑浊　□其他_____

神经:□清醒　□意识障碍　□肺性脑病　□感觉异常_____　□运动障碍_____

其他异常情况描述:_____

_____

　　4.损伤的风险评估

　　　压疮风险评分(Braden Scale):_____

感觉	潮湿	活动方式	活动能力	营养	摩擦力/剪切力
1 完全受限	1 一直潮湿	1 卧床	1 完全受限	1 极差	1 已存在问题
2 极度受限	2 潮湿	2 轮椅	2 极度受限	2 差	2 潜在问题
3 轻度受限	3 很少潮湿	3 很少行走	3 轻度受限	3 良好	3 没有明显问题
4 没有改变	4 没有潮湿	4 经常行走	4 没有改变	4 极佳	

若压疮风险评分总分≤18分,提示有发生压疮的风险,应采取积极的预防措施

　　　坠落或跌倒风险评分:_____

2 意识模糊、无定向力	2 近期有意识丧失、癫痫史	1 视物障碍
2 近 3 月内有 3 次以上坠床/跌倒史	2 诊断为体位性低血压	1 吸毒或酗酒
2 站立不稳	1 使用抗高血压药物	1 年龄≥65 岁
2 镇静期间	1 体能虚弱	

若坠落或跌倒风险评分总分≥3分,提示患者有坠床或跌倒的高风险,需要采取防范措施

四、护理计划

仔细分析你见习时采集的患者资料,提出主要护理诊断/问题,写出护理措施。

护理诊断/问题 及相关因素	诊断依据	护理措施

（裴紫燕）

第八章　传染病患者的护理

第一节　传染病隔离技术

【实训要求】　通过传染病常用隔离技术（接触隔离技术、飞沫隔离技术、空气隔离技术）的实训操作，能在掌握基础护理学中所学的标准预防和单项隔离技术的基础上，进一步掌握传染病的隔离护理技术，理解操作目的、适用范围，并能熟练应用于不同传播途径的传染病。

【知识链接】

1. 传染病隔离种类　2009 年卫生部发布的《医院隔离技术规范》规定了不同传播途径疾病的隔离和预防，在标准预防的基础上，将疾病分类隔离系统改为 3 种类型，即接触隔离、飞沫隔离、空气隔离。

2. 标准预防　是基于患者的血液、体液、分泌物（不包括汗液）、非完整皮肤和黏膜均可能含有感染性因子的原则，针对医院所有患者和医务人员的一组预防感染措施。

标准预防的措施如下：

（1）洗手：所有护理操作前后，均应按照七步洗手法认真洗净双手。这是预防感染传播最经济、最有效的措施。

（2）手套：当接触血液、体液、排泄物、分泌物及破损皮肤和黏膜时，应戴手套。但戴手套不能代替洗手，在戴手套操作前后仍应用七步洗手法认真洗手。

（3）口罩、护目镜、面罩：可减少患者体液、血液、分泌物等液体的传染性物质飞溅到医护人员眼睛、口腔及鼻腔黏膜上。

（4）隔离衣：用于避免被传染性的血液、分泌物、渗出物等污染。

（5）隔离室：将传染病患者安置在专用的隔离病房，有助于控制感染的传播。

（6）其他预防措施：包括非一次性物品的清洁消毒、环境的清洁消毒、医疗垃圾及一次性医疗物品使用后的分类处理等。

实训一　接触隔离技术

一、实训目的

通过实训掌握接触隔离的操作技术，并能说出哪些传染病应使用接触隔离。

二、适用范围

适用于经接触传播的传染性疾病:肠道传染病、多重耐药菌感染、皮肤感染、病毒性肝炎、麻疹、脊髓灰质炎、猩红热、白喉、流脑、鼠疫、炭疽、流感、禽流感、SARS、艾滋病、手足口病、梅毒、淋病等。在标准预防的基础上,还应采用接触隔离。

三、操作步骤

1. 实训准备

接触患者前准备好标准防护及接触隔离防护用物,包括口罩(纱布口罩或外科无纺布口罩均可)、乳胶手套(无菌操作准备无菌手套)、隔离衣、防护服(甲类传染病者需准备)。

2. 操作流程

(1)安置患者在隔离室。

(2)医务人员的防护:

1)护理患者前按照七步洗手法洗手,戴口罩。

2)进入隔离室,按标准方法穿隔离衣(穿隔离衣方法参见《基础护理学》)。

3)戴手套:护士手部皮肤完整者戴 1 层手套;护士手上有伤口时戴两层手套;非无菌操作时戴普通乳胶手套,无菌操作时戴无菌手套。

4)接触甲类传染病(鼠疫、霍乱)和 SARS、禽流感患者前,在隔离衣外穿一层防护服。穿防护服方法同隔离衣。

5)操作完毕,脱手套,脱下的手套扔进医疗废物专用黄色垃圾袋。

6)用七步洗手法洗手,先脱防护服,再脱隔离衣。将一次性防护服及隔离衣装入医疗废物专用黄色垃圾袋,送焚烧处理;非一次性防护服及隔离衣按要求悬挂,每天更换,更换下来的隔离衣和防护服应先采用含氯消毒剂浸泡或臭氧消毒或紫外线消毒等,之后再送清洗。

7)离开隔离室,再次洗手。

3. 注意事项

(1)安排患者进隔离室前应向患者解释接触隔离的目的、必要性和隔离方法,消除顾虑,取得理解和配合,消除恐惧。

(2)限制患者的活动范围,减少转运。

(3)如需要转运时,应采取有效措施,减少对其他患者、医务人员和环境表面的污染。

实训二　飞沫隔离技术

一、实训目的

通过实训掌握飞沫隔离的操作技术,并能说出哪些传染病应使用飞沫隔离。

二、适用范围

适用于经飞沫传播的传染性疾病：麻疹、流行性腮腺炎、脊髓灰质炎、猩红热、白喉、百日咳、流脑、肺鼠疫、炭疽、流感、肺结核、SARS、手足口病、禽流感等。在标准预防的基础上，还应采用飞沫隔离。

三、操作步骤

1. 实训准备

接触患者前准备好标准防护及飞沫隔离防护用物，包括医用防护口罩、外科口罩、乳胶手套（无菌操作准备无菌手套）、隔离衣、护目镜或防护面罩、防护服。

2. 操作流程

（1）安排患者住单独隔离室，或安排已确诊的同种传染病患者同住一室。

（2）应严格按照区域流程，在不同的区域，穿戴不同的防护用品。

1）从清洁区进入潜在污染区：洗手→戴帽子（能包住全部头发的外科手术帽）→戴医用防护口罩→穿工作衣裤→换工作鞋→进入潜在污染区→戴乳胶手套。

2）从潜在污染区进入污染区：穿隔离衣或防护服→戴护目镜或防护面罩→戴手套→穿鞋套→进入污染区。

（3）患者病情允许时，为患者戴上外科口罩。

（4）操作完毕，离开隔离室时按要求摘脱防护用品，并按医疗垃圾分类处理方法正确处理使用后的物品。

1）从离开污染区进入潜在污染区：摘手套→消毒双手→摘护目镜或防护面罩→脱隔离衣或防护服→脱鞋套→进入潜在污染区，洗手。

2）从潜在污染区进入清洁区：洗手→脱工作衣裤→摘医用防护口罩→摘帽子→洗手→进入清洁区。

3）离开清洁区：沐浴、更衣、换鞋→离开清洁区。

3. 注意事项

（1）安排患者进隔离室前向患者解释飞沫隔离的目的、必要性和隔离方法，消除顾虑，取得理解和配合，消除恐惧。解释时护士距离患者 1m 以上，戴医用防护口罩。

（2）减少转运。当需要转运时，医务人员应注意防护，如病情允许给患者戴外科口罩。

（3）患者之间，患者与探视者之间相隔距离在 1m 以上，探视者应戴外科口罩；当与患者近距离（1m 以内）接触时，应戴帽子、医用防护口罩；进行可能产生喷溅的诊疗操作时，应戴护目镜或防护面罩，穿防护服；当接触患者及其血液、体液、分泌物、排泄物等物质时应戴手套。

（4）病室应加强通风，或定期进行空气消毒。

（5）隔离区工作的医务人员应每日监测体温两次，超过 37.5℃时及时就诊。

（6）防护用品使用注意事项：

1）医用防护口罩的效能持续 6～8h，遇潮湿或污染应更换。

2）离开隔离区前须对佩戴的眼镜进行消毒。

3）接触确诊的多个同类传染病患者，防护服可连续使用。

4）接触疑似患者，应在接触每个患者之前更换防护服。

5）防护服被血液、体液污染时应及时更换。

实训三　空气隔离技术

一、实训目的

通过实训掌握空气隔离的操作技术，并能说出哪些传染病应使用空气隔离。

二、适用范围

适用于经空气传播的传染性疾病：麻疹、流行性出血热、肺结核、水痘等。在标准预防的基础上，还应采用空气隔离。

三、操作步骤

1. 实训准备

接触患者前准备好标准防护及空气隔离防护用物，包括医用防护口罩、外科口罩、乳胶手套（无菌操作准备无菌手套）、隔离衣、护目镜或防护面罩、防护服。

2. 操作流程

（1）应严格按照区域流程，在不同的区域，穿戴不同的防护用品。

（2）患者病情允许时给予戴外科口罩，定期更换。限制患者的活动范围。

（3）严格空气消毒。

（4）操作完毕，离开时按要求摘脱防护用品，并正确处理使用后物品（穿戴和脱防护用品的顺序参照实训二　飞沫隔离技术）。

3. 注意事项

（1）无条件收治时，应尽快转送至有条件收治呼吸道传染病的医疗机构进行治疗，并注意转运过程中医务人员的防护。

（2）进入确诊或可疑传染病患者房间时，应戴帽子、医用防护口罩；进行可能产生喷溅的诊疗操作时，应戴护目镜或防护面罩，穿防护服，当接触患者及其血液、体液、分泌物、排泄物等物质时应戴手套。

（3）若为具备超过一种以上传播途径的传染病，应在标准预防的基础上叠加使用上述三种隔离技术。

（4）空气与物体表面的消毒应遵循《消毒技术规范》。

四、思考与讨论

1. 传染病流行过程的基本条件有哪些？

2. 请针对传染病流行的三个环节说说传染病的预防。

第二节　传染病护理案例

【目的与要求】　通过传染病的护理案例分析，进一步巩固常见传染病的病因、流行病学特点、临床表现、实验室和其他检查、治疗原则、护理诊断、护理措施，能根据传染病的传染源、传播途径、易感人群做好传染病的防治工作，并为患者及易感人群实施健康教育。通过模拟个案护理，能够熟练地运用护理程序的工作方法，对患者进行护理评估、护理诊断、护理计划、模拟实施护理措施并评价效果，从而全面训练评判性思维能力和临床护理思维能力，提高临床综合实践能力。

【知识要点归纳】

1. 传染病发热有哪些热型？常见于哪些疾病？

2. 如何根据传染病的发疹时间、皮疹分布、皮疹类型鉴别传染病类型？

3.传染病发疹的患者如何护理？

4.肝炎有哪些临床表现？

5.甲型肝炎的病原学检测项目有哪些？各有什么意义？

6.乙型肝炎抗原抗体系统包括哪些？准确说出各自的临床意义。

7.简述肝炎患者的饮食护理。

8. 请根据你对肝炎"传染源、传播途径、易感人群"的认识，从传染病预防的三个环节分别阐述甲型肝炎和乙型肝炎的预防。

9. 什么是艾滋病，其主要传播途径是什么？ 如何预防艾滋病的传播？

10. 医务人员艾滋病病毒职业暴露后如何处理？

11. 乙型脑炎的传染源、传播途径、易感人群分别是什么？ 容易发生在什么季节？ 如何预防乙脑？

12. 乙型脑炎极期有哪些临床表现？

13.简述乙型脑炎意识障碍的护理。

14.狂犬病有哪些典型的临床表现?

15.如何预防狂犬病? 被狂犬咬伤后如何正确处理伤口?

16.伤寒的传染源、传播途径是什么?

17.伤寒极期有哪些临床表现?

18.伤寒有哪些肠道并发症？容易在伤寒的哪几期出现？常见诱因有哪些？护理中应如何避免诱因？

19.简述伤寒的饮食护理要点。

20.典型菌痢的临床表现有哪些？

21.中毒型菌痢有哪些临床表现？可分哪几型？出现休克时如何护理？

22.急性菌痢、伤寒的治疗一般首选什么药物？孕妇儿童首选什么药物？

23.霍乱患者的特征性临床表现是什么？重度脱水患者应如何补液？

案例一　艾滋病

患者,男,40岁,反复不规则发热、进行性消瘦、纳差、咳嗽、腹泻、乏力2月余。患者2个多月前出现不规则发热,开始以为是感冒未予重视,后反复出现发热、胃纳下降和反复腹泻,伴体重进行性下降,入院诊治。

护理评估:T 38.3℃,P 96次/min,R 22次/min,BP 110/65mmHg,神志清,精神软,双肺呼吸音粗,双肺底可闻及湿啰音。营养差,消瘦,甲床苍白,颈部、腋窝和腹股沟淋巴结肿大,肝肋下1cm,质软,无触痛。

实验室检查:CD4$^+$T淋巴细胞$0.3×10^9$/L,WBC $4.5×10^9$/L,PLT $155×10^9$/L,Hb 92g/L,HIV抗体测定(＋)。肺部X线示间质性肺炎。

临床诊断:艾滋病。患者在确诊后显得情绪低落。

治疗计划:抗病毒、抗感染、增强免疫力治疗。

讨论:

1.应对该患者采取怎样的隔离措施？如何呈报该患者的传染病疫情？

2.在病史评估和健康宣教时,你认为应该怎样做才能既保护患者隐私,又能使患者得到有效的健康指导？

3.请提出患者目前主要的护理问题,并简述诊断依据。

4.护士戴着手套给患者抽血,不慎在回套针头套时刺伤了食指,所幸因戴了手套,只是伤到表皮,未见出血。应如何紧急处理以尽量降低感染机会?

5.应如何对患者进行健康指导?

案例二　流行性乙型脑炎

患儿,女性,5岁,发热、头痛、呕吐 3d,嗜睡伴抽搐半天入院。患儿 3d 前急起发热,最高测量体温达 39.8℃,伴头痛、烦躁、呕吐,最后一次呕吐为喷射性,无鼻塞、咳嗽。在乡卫生院给予服用退热药和清热解毒中成药处理,未见明显好转,半天前出现嗜睡、抽搐而入院诊治。患儿发病时正值夏季。

护理评估:T 38.8℃,P 112 次/min,R 28 次/min,BP 100/65mmHg。入院前半小时服用过美林 4mL。急性病容,嗜睡,瞳孔等大,对光反射正常,颈有抵抗感,发育正常,营养良好。

实验室检查:WBC 12×10^9/L,Hb 128g/L,血钾 4.81mmol/L,肝肾功能正常。乙脑特异性 IgM 抗体(+)。

临床诊断:流行性乙型脑炎。

讨论：

1.该患儿哪些临床表现及实验室检查支持乙型脑炎的临床诊断？

2.患儿目前主要的护理诊断/问题有哪些？请讨论护理措施。

3.乙型脑炎的传染源及传播途径是什么？试结合患儿本次发病情况,给予疾病预防的指导。

案例三　肝炎(进展性)

一、案例引入

患者,男性,28岁,未婚,IT 行业部门经理。近 20d 来出现全身乏力,食欲不振伴恶心、厌油、腹胀等不适,由于工作繁忙、应酬多而未加以重视。近 1 周来,患者上述症状加重,发现尿液呈浓茶色,体重明显减轻。

护理评估:T 37.2℃,R 28 次/min,P 72 次/min,BP 120/80mmHg。神智清,重病面容,消瘦,巩膜及皮肤深度黄染,皮肤可见散在出血点,腹平软,肝肋下未及,移动性浊音(一)。

讨论：

1.如果你是预检分诊护士,你应该建议该患者看什么科？为什么？

2.为明确诊断,你认为必须做哪些检查?

二、进一步检查评估

患者收住传染病肝炎科,予查血常规、肝功能、凝血酶原活动度(PTA)、乙肝抗原抗体系统检测。检查结果摘要如下:

血常规:WBC 4.5×10^9/L,中性粒细胞占 70%,淋巴细胞占 30%;PTA 38%。

肝功能:血清胆红素 335μmol/L,丙氨酸氨基转移酶(ALT)158U。

乙肝病毒病原学检测:HBsAg+,HBsAb−,HBcAb+,HBeAg+,HBeAb−;HBVDNA+。

讨论:

3.根据现有病例资料,请判断该患者的肝炎类型和传染性。

三、案例进展

确诊乙肝后即给该患者休息、营养支持及拉米夫定抗病毒等治疗处理。患者情绪稳定,积极接受治疗。

讨论:

4.请根据以上患者的评估资料提出主要护理诊断,列出护理措施。

四、案例结局

患者经积极治疗,症状好转,给予出院并继续抗病毒治疗,门诊随访。半年后复诊,患者已完全无肝炎症状,自我感觉良好。复查肝功能正常,病毒病原学检测示:HBsAg+,HBsAb−,HBcAb+,HBeAg−,HBeAb+,HBVDNA−。

讨论：

5.患者问是否治愈了，你如何解释？应如何给该患者适当的健康宣教？

案例四 伤寒(进展性)

一、案例引入

6 月初某天上午，某医院消化内科从门诊收治一位男性患者，18 岁，主诉发热 6d，腹胀、腹泻 3d。患者 6d 前出现发热，到社区医院诊治，按普通流感给予中成药抗流感治疗，嘱患者多饮水。发病第 3 天患者出现腹胀、腹泻，每天 2~3 次，社区医院给予盐酸小檗碱口服治疗，未见明显好转，因而转院求进一步诊治。患者诉每天下午体温高达 39.5℃ 左右，高热时自服酚麻美敏片(泰诺)降温，夜间体温逐渐降低，体温波动在 38~39.5℃。

入院护理评估:T 39.2℃,P 108 次/min,R 24 次/min,BP 115/70mmHg,急性病容，咽红，扁桃体肿大Ⅰ度，两肺呼吸音清，HR 108 次/min,律齐。肝脾肋下可及，质软，有轻压痛。皮肤弹性较差，未见皮疹，四肢活动正常。

门诊血常规检查:WBC 5.5×10^9/L,中性粒细胞占 64%,淋巴细胞占 36%,嗜酸性粒细胞为 0,Hb 105g/L,PLT 155×10^9/L。

讨论：

1.该患者收住消化内科是否合适？为什么？为明确诊断可做哪些检查？

2.如果你是接诊护士，除常规收治准备外，还应做哪些准备？

3. 请提出主要护理诊断,简述诊断依据。

二、案例进展(一)

入院后完善相关检查,入院后第 3 天,患者解柏油样便一次,约 150mL。实验室检查示:肥达反应"O"、"H"抗体均为 1 : 160,阳性;血培养见伤寒杆菌生长。以伤寒并发肠出血转肠道传染科。

转科护理评估:T 39.5℃,P 112 次/min,R 26 次/min,BP 110/70mmHg,心律齐,胸、腹部发现若干 2~4mm 淡红色玫瑰疹。其余症状体征同前。

转科后医嘱摘要:环丙沙星静脉滴注,禁食,绝对卧床。

讨论:

4. 请根据以上病情变化增加主要护理诊断 1~2 个,写出相应的护理措施。

三、案例进展(二)

经积极治疗,患者肠出血停止,至入院后第 6 天,病情明显好转,体温恢复正常,开始给予温凉流质饮食。入院后第 14 天,患者胃纳明显好转,家属探视时带来水果,在未征询护士的情况下于晚饭后吃了两个橘子,不久即感右下腹剧痛难忍,伴恶心呕吐,护士立即到床边,评估发现腹肌紧张、右下腹明显压痛和反跳痛,体温 38.8℃。护士立即报告医生。

讨论:

5. 你能否快速判断患者发生了什么情况?应如何积极配合医生处理?处理后你认为应从此次事件中反思哪些护理中存在问题?

四、案例结局

患者经积极手术治疗,放置腹腔引流管,持续胃肠减压,同时应用喹诺酮类肠道抗生素及头孢类抗生素抗伤寒及全身抗感染,术后第 3 天拔除引流管和胃肠减压管。后未再出现其他并发症,病情逐渐好转,共住院 43d,痊愈后出院。

6.请结合伤寒疾病的传染特点,给予该患者适当的健康宣教。

五、在线学习

传染病护理案例四(伤寒):参考解析(PPT)

学习心得:_____

_____

_____

_____

二维码 22

第三节　传染病临床护理见习

一、见习目标

1.观察传染病的常见症状和体征:发热、发疹、全身中毒症状等,理解其临床意义。

2.分析患者已做或将做的实验室和辅助检查:血、尿、粪便常规,病原学检查、免疫学检查等,理解其临床意义。

3.观察传染病的病房设置和仪器设备;观察传染病隔离病区(或隔离病房)的设置,见习不同传染病的隔离方法。

4.对一位传染病患者(病毒性肝炎、肠道传染病、呼吸道传染病等)开展护理见习。

(1)接触患者前做好相应隔离防护措施。

(2)采集病史,通过问病史、护理体检、查阅病历资料等方式,全面收集患者的主、客观资料。

(3)基于已收集的患者资料进行分析,做出恰当的护理诊断,制订出护理计划。

(4)整理并撰写见习病例报告。

(5)结合所学理论知识正确解答患者疑问。

二、见习前知识技能准备

1.传染病消毒隔离技术。

2.标准预防的概念及应用。

3.传染病的分类。

三、传染病患者护理评估

（一）一般资料

患者床号_____ 入院日期_____ 评估日期_____

性别_____ 年龄_____ 信息来源_____ 过敏史_____

付费方式:□自费 □城镇医保 □农村医保 □其他_____

（二）心理社会精神评估

职业_____ 婚姻状况_____ 教育水平_____ 宗教信仰_____

抽烟:□否 □是_____支/天 烟龄_____年 □已戒

饮酒:□否 □是 □已戒

患者情绪_____ 休息和睡眠_____ 患者角色适应_____

经济状况:□良好 □一般 □差 焦虑:□无 □有

焦虑的原因：_____

_____

主要照顾者：_____ 家庭应对问题:□无 □有：_____

其他：_____

（三）入院诊断：_____

（四）主诉：_____

_____

（五）现病史：

（六）实验室及辅助检查：

（七）目前治疗/用药：

（八）家族史、既往史：

（九）护理体检：

1. 一般情况

T(℃)	P(次/min)	R(次/min)	BP(mmHg)	体重(kg)	身高(cm)	BMI(kg/m²)

2. 传染病评估

热型：□稽留热　□弛张热　□间歇热　□回归热　□不规则热　□惊厥

皮肤黏膜：□弹性、色泽、温度、湿度正常　□弹性差　□皮肤干燥　□发绀

　　　　　□皮疹：发疹情况描述＿＿＿＿＿＿＿＿＿＿＿＿＿＿＿＿

　　　　　□口腔黏膜疹　□球结膜充血水肿　□其他皮肤黏膜异常情况＿＿＿＿

其他传染症状描述：＿＿＿＿＿＿＿＿＿＿＿＿＿＿＿＿＿＿＿＿＿＿＿＿＿＿

3. 其他系统评估

循环：□正常　□异常脉搏＿＿＿＿＿　□异常心律＿＿＿＿＿　□起搏器　□其他：＿＿

呼吸：□正常　□异常节律＿＿＿＿　□深长呼吸　□咳嗽　□咳痰　□氧气＿＿＿

　　　□正常呼吸音　□呼吸音减弱　□湿啰音　哮鸣音　□喘息音

消化：□胃纳正常　□胃纳差　□正常大便　□便秘　□其他＿＿＿＿

　　　□饮食医嘱＿＿＿＿＿（普食、半流质、流质、糖尿病、低盐、低蛋白等）

　　　□恶心呕吐　□腹胀　□腹泻　□口腔溃疡　□呼气有尿臭味

泌尿：□正常　□多尿　□少尿　□无尿　□尿失禁　□导尿管　□其他＿＿＿＿

神经：□清醒　□意识障碍　□尿毒症脑病　□感觉异常＿＿＿＿　□运动障碍＿＿＿＿

营养状况：□良好　□差　□体型正常　□肥胖　□消瘦

其他异常情况描述：＿＿＿＿＿＿＿＿＿＿＿＿＿＿＿＿＿＿＿＿＿＿＿＿＿＿

4. 损伤的风险评估

压疮风险评分(Braden Scale)：＿＿＿＿＿＿

感觉	潮湿	活动方式	活动能力	营养	摩擦力/剪切力
1 完全受限	1 一直潮湿	1 卧床	1 完全受限	1 极差	1 已存在问题
2 极度受限	2 潮湿	2 轮椅	2 极度受限	2 差	2 潜在问题
3 轻度受限	3 很少潮湿	3 很少行走	3 轻度受限	3 良好	3 没有明显问题
4 没有改变	4 没有潮湿	4 经常行走	4 没有改变	4 极佳	

若压疮风险评分总分≤18分,提示有发生压疮的风险,应采取积极的预防措施

坠落或跌倒风险评分：＿＿＿＿＿＿

2 意识模糊、无定向力	2 近期有意识丧失、癫痫史	1 视物障碍
2 近3月内有3次以上坠床/跌倒史	2 诊断为体位性低血压	1 吸毒或酗酒
2 站立不稳	1 使用抗高血压药物	1 年龄≥65 岁
2 镇静期间	1 体能虚弱	

若坠落或跌倒风险评分总分≥3分,提示患者有坠床或跌倒的高风险,需要采取防范措施

四、护理计划

仔细分析你见习时采集的患者资料,提出主要护理诊断/问题,写出护理措施。

护理诊断/问题 及相关因素	诊断依据	护理措施

(洪少华　朱碧华)

第九章　神经系统疾病患者的护理

第一节　神经系统常用护理技术

【实训要求】　通过神经系统常用护理技术的实训操作,掌握腰椎穿刺的配合与护理专科操作的目的、操作流程、注意事项,加强操作能力。

实训一　腰椎穿刺

一、实训目的

通过实训,学会腰椎穿刺的操作过程,熟悉腰椎穿刺操作过程配合,掌握腰椎穿刺术前、术后的护理注意事项。

二、知识链接

1. 原理　腰椎穿刺是用腰穿针经腰椎间隙刺入椎管内的一种诊疗技术。常用于检查脑脊液(CSF)的性质,对诊断脑炎、脑膜炎、脑血管病变、脑瘤等有重要意义。有时也用于鞘内注射药物或注入空气做气脑摄片检查,以及测定颅内压力和了解蛛网膜下腔是否阻塞等。

2. 适应证

(1)留取 CSF 做各种检查以助中枢神经系统疾病的诊断,如感染、蛛网膜下腔出血等。

(2)测量颅内压或动力学试验以明确颅内压高低及脊髓腔、横窦通畅情况。

(3)动态观察脑脊液变化以助判断病情、预后及指导治疗。

(4)注入放射性核素行脑、脊髓扫描。

(5)注入液体或放出 CSF 以维持、调整颅内压平衡,或注入药物治疗相应疾病。

3. 禁忌证

(1)体质衰弱、病情危重难以耐受穿刺术者。

(2)对麻醉药过敏。

(3)凝血功能障碍,严重出血倾向,有精神疾病或不合作者,穿刺部位或附近有感染。

三、操作步骤

1. 实训准备

(1)操作者洗手,戴好口罩,衣帽整齐。

(2)器械准备:腰椎穿刺包,无菌手套,治疗盘(碘酒、乙醇、棉签、胶布、局部麻醉药、5mL注射器)等。

(3)模型准备:检查腰椎穿刺模型是否能正常使用。

(4)临床实际操作中完成必要的医疗谈话、签字程序。

(5)临床实际操作中向患者说明穿刺的目的,消除顾虑及精神紧张。

(6)临床实际操作中对有药物过敏史患者,需先做麻醉药皮肤过敏试验。

2. 操作流程

(1)体位:患者侧卧于硬板床,脊柱尽量靠近床边,背部和床面垂直,头颈向前胸屈曲,两手抱膝紧贴腹部,尽量使腰椎后凸,拉大椎间隙,以利进针。

(2)选择穿刺点:双侧髂棘最高点连线与后正中线的交会处最为适宜,相当于 L_4 棘突或 $L_{3\sim4}$ 棘突间隙。通常选择 $L_{3\sim4}$ 棘突间隙为穿刺点,用油性画线笔在皮肤上做标记(图9-1)。如果在 $L_{3\sim4}$ 棘突间隙穿刺失败,可改在其上或下一椎间隙进行。

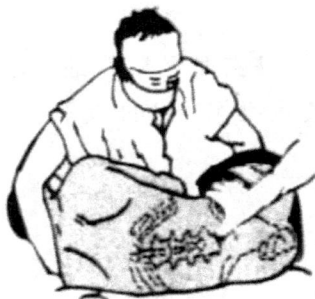

图 9-1 选择穿刺点

(3)操作程序:

1)消毒:用碘伏在穿刺点部位,自内向外进行皮肤消毒,消毒范围直径约15cm。解开穿刺包,术者戴无菌手套,检查穿刺包内器械,注意穿刺针是否通畅,并铺消毒洞巾。

2)局部麻醉:持5mL注射器抽取利多卡因5mL,持针(针尖斜面向上)在穿刺点斜刺入皮内,注射利多卡因至形成橘皮样隆起的皮丘(5mm),然后用利多卡因自皮肤到椎间韧带做局部麻醉。在拔出针头前注意穿刺的深度。

3)腰椎穿刺(图9-2):术者用左手拇指和食指绷紧并固定穿刺部位皮肤,避免穿刺点移位,右手持腰穿针垂直于脊背平面,针尖斜面朝向头部刺入皮下后,要从正面及侧面察看进针方向是否正确,这是穿刺能否成功的关键。针头稍斜向头部,缓慢刺入(成人4～6cm,儿童2～4cm)。针头穿过韧带时有一定的阻力感,当阻力突然降低时,提示针已穿过硬脊膜进入蛛网膜下腔。将针芯慢慢拔出,可见脑脊液流出。

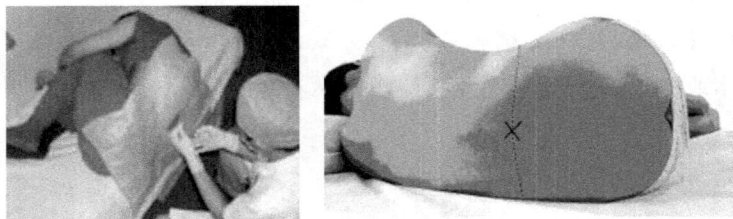

图 9-2 腰椎穿刺

4)测压：接上测压管测量颅内压力，要求患者全身放松，双下肢和颈部略伸展，平静呼吸，可见测压管内液面缓缓上升，到一定平面后液平面随呼吸而波动，此读数为脑脊液压力。正常侧卧位脑脊液压力为 $70\sim180$ mmH$_2$O($40\sim50$ 滴/min)。

5)奎肯试验(Queckenstedt test)：又称压颈试验，其意义是了解蛛网膜下腔有无阻塞。压颈试验前应先做压腹试验，由助手用拳压患者腹部持续 20s，脑脊液压力即迅速上升，解除压迫后，压力如迅速下降至原水平，证明腰穿针完全在蛛网膜下腔内。压颈试验方法：由助手先后分别压迫左右颈静脉，然后同时压迫双侧颈静脉，每次压迫 10s。正常时压迫一侧颈静脉后，脑脊液压力迅速升高 1 倍左右，解除压迫后 $10\sim20$s，迅速降至原来水平，表示蛛网膜下腔通畅。如在穿刺部位以上有椎管梗阻，压颈时压力不上升(完全性梗阻)，或压力上升、下降缓慢(部分性梗阻)，称为压颈试验阳性。如压迫一侧颈静脉脑脊液压力不上升，但压迫对侧上升正常，提示梗阻侧的横窦闭塞。压颈试验的原理是：正常脑和脊髓的蛛网膜下腔是相通的，压迫颈静脉→颅内静脉压增高→脑脊液回流受阻→颅内压迅速上升。颅内高压患者禁做此试验。

6)脑脊液送检：测压后用标本容器收集脑脊液 $2\sim5$mL 送检，包括化验及细菌培养等。若颅内压增高，放液需谨慎，仅收集测压管中脑脊液，或用针芯控制慢慢放出，最好不要超过 2mL。

7)穿刺结束：拔出穿刺针，局部按压 $1\sim2$min，消毒穿刺点，覆盖无菌纱布，用胶布固定。

(4)术后护理：

1)术毕嘱患者去枕平卧 $4\sim6$h，以免引起术后头痛。

2)整理用物，医疗垃圾分类处置，标本及时送检，并做详细穿刺记录。

3.注意事项

(1)操作前应向患者解释腰椎穿刺的必要性与安全性，解除患者的紧张和恐慌心理。

(2)严格掌握腰椎穿刺指征，怀疑后颅窝占位病变者应先做影像学检查。

(3)穿刺中应严格遵守无菌操作，操作后应记录穿刺经过及患者有无不良反应。

(4)穿刺部位须固定好，嘱患者勿改变体位，并勿随意或无意中移动或牵拉皮肤而导致原正确的穿刺点偏离。

(5)穿刺时患者如出现呼吸、脉搏、面色异常等症状，立即停止操作，并做相应处理。

(6)鞘内给药时，应先放出等量脑脊液，然后再等量置换药物注入。

四、思考与讨论

1.腰椎穿刺术适应证和禁忌证分别是什么？

2.腰椎穿刺术的并发症有哪些？

3.简述腰椎穿刺术的临床意义。

五、延伸阅读

脑脊液的产生

脑脊液的产生,70%由脑室的脉络丛产生、30%由大脑和脊髓的细胞间隙形成的间质液,成人总量约110～200mL,平均130mL,每天约产生500mL。脑脊液的循环:侧脑室→第三脑室→第四脑室→小脑延髓池→蛛网膜下腔。脑脊液的吸收:通过大脑凸面蛛网膜颗粒渗入到上矢状窦吸收,小部分从神经根周围间隙吸收。

第二节　　神经系统案例

【目的与要求】　通过神经案例分析,进一步巩固神经系统常见疾病发生的病因、发病机制、临床表现、实验室和其他检查、治疗原则、护理措施及健康教育。通过模拟个案护理,能够熟练地运用护理程序的工作方法,对患者进行护理评估、护理诊断、护理计划、模拟实施护理措施并评价效果,从而全面训练学生的评判性思维能力和临床护理思维能力,提高学生的临床综合实践能力。

【知识要点归纳】

1.意识障碍有哪些类型？如何运用 Glasgow 昏迷评分量表评估患者意识障碍程度及判断预后？

2.语言障碍有哪些类型？如何指导语言障碍患者正确的沟通方法？

3.感觉障碍如何定位诊断？护理感觉障碍患者时应如何避免损伤？

4.简述肌力分级方法。运动障碍患者的护理应注意什么？

5.简述脊髓炎"尿潴留/尿失禁"的护理。

6.脑血管疾病的病因和危险因素分别有哪些？

7.脑疝的先兆表现有哪些？一旦出现应如何紧急处理？

8.出血性脑血管疾病(脑出血、蛛网膜下腔出血)患者的护理措施有哪些？

9.脑梗死患者的护理措施有哪些？

10.比较短暂性脑缺血发作(TIA)、脑血栓形成、脑栓塞、脑出血、蛛网膜下腔出血的临床表现。哪些是可做鉴别诊断的特征性表现？哪些实验室检查对脑血管疾病的诊断有确诊价值？这几种脑血管疾病在护理上有何相同和不同？

11.强直-阵挛发作(癫痫大发作)有哪些临床表现？

12.癫痫持续状态应如何紧急处理和配合护理？

13.帕金森病有哪些典型的临床表现？

案例一　癫　痫

患者,女性,57 岁。因"突发意识不清伴肢体抽搐 5h"拟"继发性癫痫、癫痫持续状态"入院。患者半年前曾因脑出血行脑室引流术,3 月前出院,5h 前突发意识不清,伴肢体抽搐,口吐白沫,大小便失禁,来我院急诊,收入院。入院后护理查体:患者神志不清,瞳孔左右等大等圆,约 4.0mm,对光反射迟钝,眼球向右凝视,时有右侧肢体抽搐,给予心电监护、吸氧、抗癫痫、脱水降颅内压治疗,于第 2 天患者抽搐停止,神志转清,一周后出院,给予出院指导。

讨论:

1.该患者入院后首要的护理诊断与措施是哪些?

2.该患者的观察要点是哪些?

3.诱发患者癫痫持续状态的因素有哪些?

案例二　脑出血

患者,男性,55 岁。因"突发头痛、头晕,右侧肢体无力,伴不能言语 1h"以脑出血急诊入院,患者既往有高血压病史,最高达 180/120mmHg。入院后护理查体:患者神志清楚,烦躁不安,双侧瞳孔等大等圆,直径 2.5mm,光反射灵敏,运动性失语,口角右偏,伸舌右偏,饮水呛咳,右上肢肌力 0 级,右下肢肌力 1 级。T 37.2℃,P 87 次/min,R 19 次/min,BP 160/100mmHg。给予功能位、保护性约束、心电监护、吸氧、脱水降颅内压等治疗。患者入院第 2 天呕吐咖啡色液体,给予观察出血情况、禁食、置胃管、止血、保护胃黏膜等治疗。病情稳定后给予吞咽、言语、肢体功能康复训练,28d 后患者康复出院。

讨论:

1.脑疝的先兆症状有哪些?

2.肌力如何分级?

3.对患者实施保护性约束时应注意什么?

4.鼻饲的护理措施有哪些?

5.康复护理有哪些?

案例三　脑梗死

患者,男性,63 岁,因"右侧肢体无力、言语不能 2h"以急性脑梗死入院。患者既往有高血压、糖尿病史10余年。入院查体:患者神志清楚,双侧瞳孔等大等圆,约3mm,对光反射灵敏,P 68次/min,R 18次/min,BP 170/90mmHg,右侧肢体肌力0级,饮水呛咳,吞咽困难,小便失禁。入院后立即给予脱水降颅内压治疗、心电监护,给予饮食指导,肢体功能位摆放及被动运动。入院后第3天患者出现舌后坠,痰液黏稠,不易咳出,经抗感染、吸痰等治疗,19d后康复出院。

讨论:

1.患者吞咽障碍,进行饮食护理时应注意什么?

2.患者右侧肢体瘫痪,护理时应注意哪些?

3.该患者入院后急性期的护理措施有哪些?

案例四　脑出血(进展性)

一、案例引入

患者,男性,72岁,离休干部。高血压病史10年。2h前在家门口打太极拳时突发左腿无力而摔倒,摔伤后自行起来仍可行走,但自觉头晕,四肢无力,行走60余步后至客厅,由家人急送入医院。途中患者出现恶心、呕吐胃内容物3次,约200mL。

讨论:

1.从患者的临床表现,你首先考虑患者可能是什么疾病? 简述理由。

2.如果你是接收该患者的护士,还会重点评估哪些方面?

二、进一步护理评估

查体:T 36.5℃,P 72 次/min,R 20 次/min,BP 160/80mmHg。神志清,言语含糊,但还能说清发病经过,吞咽困难,饮水有呛咳,左上肢肌力 3 级,左下肢肌力 2 级,右上肢和右下肢肌力 4 级,左眼视物不清。身上除有几处皮肤擦伤外,无其他外伤。

辅助检查:急诊 CT 示右侧内囊出血;血常规:WBC 6.4×10^9/L,RBC 4.52×10^{12}/L,Hb 96g/L,中性粒细胞占 88%,淋巴细胞占 10%;ECG 示慢性冠状动脉供血不足。

入院诊断:脑出血。

讨论:

3.该患者目前适用哪些治疗原则? 你会提前做好哪些准备以配合治疗?

三、案例进展

医生拟订初步治疗计划:氨甲环酸加酚磺乙胺止血,甘露醇加呋塞米脱水降颅内压,留置胃管。

讨论:

4.你能理解上述治疗的目的吗?

5.请列出该患者的主要护理诊断、护理措施。

四、案例结局

患者被转入 ICU,通过插入气管插管并呼吸机辅助呼吸、联合抗感染、补液对症等积极抢救措施,病情平稳后转回普通病房继续观察治疗一周后,目前已基本康复,拟于近日出院。

讨论:

6.请结合患者的病情及社会心理资料制订有针对性的出院计划。

案例五　脑梗死(进展性)

一、案例引入

患者,女,59岁,小学文化,家庭主妇。1h前在家拖地时突然左侧肢体瘫软,跌倒在地,由其儿子发现并立即送入医院。家属诉患者当时即口齿不清,但无恶心、呕吐、发热、抽搐及大小便失禁发生。

讨论:

1.根据患者家属的描述,你初步判断患者跌倒的可能原因是什么? 你认为还应从哪些方面进一步评估?

二、入院护理评估

查体:T 36.5℃,P 72次/min,R 19次/min,BP 150/95mmHg,神志清,双侧瞳孔等大等圆,对光反应灵敏,语言不清。左侧鼻唇沟变浅,口角下垂,舌伸向右侧,饮水无呛咳。左侧肢体肌力2级,张力不高,腱反射可引出,病理反射阳性;右侧肢体肌力4级。

患者平时有高血压,用过几次中草药治疗,不规律服用降压药。以往有过数次短暂晕厥发生,每次持续几分钟到十几分钟。患者不抽烟,偶尔少量饮酒。否认其他慢性病史。

血常规无异常;头颅 CT 未见明显异常,建议 MRI 检查。

初步诊断:脑梗死。

讨论:

2.患者家属表示不解:"什么是脑梗死? 为什么会脑梗死?"对此你如何解释?

3.患者曾经数次发生短暂晕厥,与本次发病有什么关系?

三、进一步评估

1h 后,其他生化检查报告回复:血糖正常,甘油三酯和胆固醇增高。约 2h 后查头颅 MRI,显示右侧低密度灶,诊断为右侧脑梗死。

进一步询问患者饮食习惯发现,患者饮食素来偏咸,近几年生活条件转好,荤菜比例明显增多,荤素比例经常超过 2：1。

讨论:

4.根据以上资料可提出哪些护理诊断? 应从哪些方面制订护理措施?

四、案例进展及结局

患者经积极溶栓治疗、血压调控、甘露醇脱水、降血脂等一系列治疗,病情稳定。一周后评估患者左侧肢体肌力 3 级,右侧肢体肌力 5 级,语言仍然含糊,但意识清醒。拟转入康复病房继续康复治疗。

讨论:

5.请为该患者制订康复护理计划,并给予患者及家属相应的健康指导。

五、在线学习

神经系统疾病案例五(脑梗死):参考解析(PPT)

学习心得:＿＿＿＿＿＿＿＿＿＿＿＿＿＿＿＿＿＿＿＿＿

＿＿＿＿＿＿＿＿＿＿＿＿＿＿＿＿＿＿＿＿＿＿＿＿＿＿＿

＿＿＿＿＿＿＿＿＿＿＿＿＿＿＿＿＿＿＿＿＿＿＿ 二维码 23

第三节 神经系统临床护理见习

一、见习目标

1.观察神经系统常见的症状和体征:头痛、意识障碍、语言障碍、感觉障碍、运动障碍、病理反射、脑膜刺激征等,理解其临床意义。

2.分析患者已做或将做的辅助检查:血液化验、脑脊液检查或组织检查、电生理检查、影像学检查等,理解其临床意义。

3.观察神经内科病房设置和仪器设备。

4.对一位神经系统疾病患者(脑梗死、脑出血、短暂性脑缺血发作、蛛网膜下腔出血、帕金森病、癫痫、吉兰巴雷综合征、重症肌无力、急性脊髓炎或其他神经系统疾病)开展护理见习。

5.采集病史,通过问病史、护理体检、查阅病历资料等方式,全面收集患者的主、客观资料。

6.基于已收集的患者资料进行分析,做出恰当的护理诊断,制订出护理计划。

7.整理并撰写见习病例报告。

8.结合所学理论知识正确解答患者疑问。

二、见习前知识技能准备

1.各脑神经损伤出现的相应临床表现。

2.腰穿的术前、术中、术后护理。

3.头痛、意识障碍、语言障碍、感觉障碍、运动障碍的临床表现及临床意义。

4.Glasgow 昏迷评分量表的检查内容与临床意义。

5.瞳孔观察方法(瞳孔大小、对光反射)及临床意义。

6.脑梗死患者的治疗及护理:溶栓、脱水降颅内压、抗凝、高压氧疗等。

7.脑出血患者的病情观察,脑疝的预防和处理。

8.癫痫患者的治疗原则和护理。

9.脑血管疾病患者的康复训练和健康指导,癫痫患者的健康指导。

三、神经系统疾病患者护理评估

(一)一般资料

患者床号＿＿＿＿＿＿　　入院日期＿＿＿＿＿＿　　评估日期＿＿＿＿＿＿

性别＿＿＿＿＿＿　年龄＿＿＿＿＿＿　信息来源＿＿＿＿＿＿　过敏史＿＿＿＿＿＿

付费方式:□自费　　□城镇医保　　□农村医保　　□其他＿＿＿＿＿＿

(二)心理社会精神评估

职业＿＿＿＿＿＿　婚姻状况＿＿＿＿＿＿　教育水平＿＿＿＿＿＿　宗教信仰＿＿＿＿＿＿

抽烟:□否　□是＿＿＿＿＿支/天　烟龄＿＿＿＿＿年　□已戒

饮酒:□否　□是　□已戒

患者情绪＿＿＿＿＿＿　休息和睡眠＿＿＿＿＿＿　患者角色适应＿＿＿＿＿＿

经济状况:□良好　□一般　□差　焦虑:□无　□有

焦虑的原因:＿＿＿＿＿＿＿＿＿＿＿＿＿＿＿＿＿＿＿＿＿＿＿＿＿＿＿＿＿＿＿＿

主要照顾者：_____　家庭应对问题：□无　□有：_____

其他：_____

　　（三）入院诊断：_____

　　（四）主诉：_____

_____

　　（五）现病史：

　　（六）实验室及辅助检查：

　　（七）目前治疗/用药：

　　（八）家族史、既往史：

　　（九）护理体检：

　　1. 一般情况

T(℃)	P(次/min)	R(次/min)	BP(mmHg)	体重(kg)	身高(cm)	BMI(kg/m²)

　　2. 神经系统评估

头痛：□无　□有：性质_____　疼痛评分_____

意识：□清醒　□嗜睡　□昏睡　□浅昏迷　□深昏迷　□意识模糊　□谵妄

　　　□去皮层强直　□去大脑强直　□无动性缄默症(睁眼昏迷)　□脑死亡

　　GCS 昏迷评分：_____分

运动	语言	睁眼
6 按指令动作 5 对疼痛刺激定位反应 4 对疼痛刺激屈曲反应 3 异常屈曲(去皮层强直) 2 异常伸展(去大脑强直) 1 无反应	5 正常交谈 4 言语错乱 3 只能说(不恰当)单词 2 只能发音 1 无发音	4 自发睁眼 3 呼唤睁眼 2 疼痛刺激睁眼 1 无睁眼

瞳孔：左_____ mm，右_____ mm　对光反射：□灵敏　□迟钝

语言障碍：□无　□失语　□失写　□失读　□构音障碍

感觉障碍：□无　□疼痛感（部位、性质_____）　□感觉异常（部位_____）

感觉异常性质：□缺失　□过敏　□过度　□麻木　□针刺感　□痒感　□蚁走感　□其他_____

运动障碍：□无　□面部瘫痪：□左　□右
　　　　　□肢体瘫痪_____
　　　　　□震颤　□舞蹈样动作
　　　　　□手足徐动　□共济失调
　　　　　□其他_____

四肢运动	肌力	痉挛	强直
左上肢	_____级	□	□
右上肢	_____级	□	□
左下肢	_____级	□	□
右下肢	_____级	□	□

　3.其他系统评估

呼吸：□正常　□异常节律_____　□咳嗽　□咳痰　□气管插管　□气管切开
　　　□正常呼吸音　□呼吸音减弱　□啰音　□哮鸣音　□喘息音
　　　□氧气_____（给氧方法、流量或浓度）　□其他：_____

循环：□正常　□异常脉搏_____　□异常心律_____　□起搏器　□其他：_____

消化：□正常　□胃纳差　□饮食医嘱_____（普食、半流质、流质、糖尿病等）
　　　□正常大便　□便秘　□其他_____

泌尿：□自主排尿　□少尿　□无尿　□尿失禁　□导尿管　□膀胱造瘘管　□尿液浑浊
　　　□其他_____

皮肤黏膜：□弹性、色泽、温度、湿度正常　□弹性差　□苍白　□发绀　□潮红
　　　　　□水肿（程度_____）　□其他_____

其他异常情况描述：_____

　4.损伤的风险评估

压疮风险评分（Braden Scale）：_____

感觉	潮湿	活动方式	活动能力	营养	摩擦力/剪切力
1 完全受限	1 一直潮湿	1 卧床	1 完全受限	1 极差	1 已存在问题
2 极度受限	2 潮湿	2 轮椅	2 极度受限	2 差	2 潜在问题
3 轻度受限	3 很少潮湿	3 很少行走	3 轻度受限	3 良好	3 没有明显问题
4 没有改变	4 没有潮湿	4 经常行走	4 没有改变	4 极佳	

若压疮风险评分总分≤18 分，提示有发生压疮的风险，应采取积极的预防措施

　　坠落或跌倒风险评分：_____

2 意识模糊、无定向力	2 近期有意识丧失、癫痫史	1 视物障碍
2 近 3 月内有 3 次以上坠床/跌倒史	2 诊断为体位性低血压	1 吸毒或酗酒
2 站立不稳	1 使用抗高血压药物	1 年龄≥65 岁
2 镇静期间	1 体能虚弱	

若坠落或跌倒风险评分总分≥3 分，提示患者有坠床或跌倒的高风险，需要采取防范措施

四、护理计划

仔细分析你见习时采集的患者资料,提出主要护理诊断/问题,写出护理措施。

护理诊断/问题 及相关因素	诊断依据	护理措施

（孙曙青）

附　实训报告

实训报告(一)

　　姓名_____　班级_____　学号_____　得分_____

实训名称_____

实训记录:

实训报告(二)

姓名_____　班级_____　学号_____　得分_____

实训名称_____

实训记录：

实训报告(三)

姓名_____　班级_____　学号_____　得分_____

实训名称_____

实训记录：

实训报告（四）

　　　　姓名_____　班级_____　学号_____　得分_____
实训名称_____
实训记录：

实训报告（五）

姓名_____　班级_____　学号_____　得分_____

实训名称_____

实训记录：

实训报告(六)

姓名_____ 班级_____ 学号_____ 得分_____

实训名称_____

实训记录:

实训报告(七)

姓名＿＿＿＿＿　班级＿＿＿＿＿＿　学号＿＿＿＿＿　得分＿＿＿＿＿

实训名称＿＿＿＿＿＿＿＿＿＿＿＿＿＿＿＿＿＿＿＿＿＿＿＿＿＿＿＿＿＿＿＿＿

实训记录：

实训报告(八)

姓名＿＿＿＿＿　班级＿＿＿＿＿　学号＿＿＿＿＿　得分＿＿＿＿＿

实训名称＿＿＿＿＿＿＿＿＿＿＿＿＿＿＿＿＿＿＿＿＿＿＿＿＿＿＿＿＿＿＿＿＿＿＿

实训记录:

实训报告(九)

姓名_____ 班级_____ 学号_____ 得分_____

实训名称_____

实训记录:

实训报告（十）

姓名_____　　班级_____　　学号_____　　得分_____

实训名称_____

实训记录：

实训报告(十一)

姓名_____　班级_____　学号_____　得分_____

实训名称_____

实训记录：

实训报告(十二)

姓名_____　班级_____　学号_____　得分_____

实训名称_____

实训记录:

附录一　临床常用的外文缩写与中文对照

外文缩写	中文译意	外文缩写	中文译意
Rp、R	处方、请取	12mn	午夜 12 点
Comp	复方	OS	左眼
Inj	注射剂	OD	右眼
Liq	液体	OU	双眼
Mist	合剂	AS	左耳
Ext	浸膏	AD	右耳
Ol	油	AU	双耳
Pulv	粉剂	am	上午
Sup	栓剂	pm	下午
Syr	糖浆剂	ac	饭前
Tinct,Tr	酊剂	pc	饭后
Caps	胶囊剂	Hs	临睡前
Tab	片剂	st,start	即刻
Pil	丸剂	Dc	停止
Lot	洗剂	po	口服
Ung	软膏	id,ID	皮内注射
gtt	滴、滴剂	ih,H	皮下注射
prn	必要时（长期）	im,IM	肌内注射
sos	需要时（限用 1 次）	iv,IV	静脉注射
gam	每日上午	ivgtt	静脉滴注
qod	隔日 1 次	iv-vp	微泵持续静脉滴注
qm	每晨 1 次	g	克
qn	每晚 1 次	kg	千克,公斤
qh	每小时 1 次	mg	毫克
q6h	每 6h 1 次	μg	微克
q12h	每 12h 1 次	b	磅
qd	每日 1 次	L	升
bid	每日 2 次	mL	毫升
tid	每日 3 次	μL	微升
qid,4id	每日 4 次	U	单位
biw	每周 2 次	IU,iu	国际单位
12n	中午 12 点		

附录二　常用检验缩略语

A/G　清蛋白/球蛋白

ALB　清蛋白

ALP　碱性磷酸酶

ALT　丙氨酸氨基转移酶

APTT　部分活化凝血酶原时间

AST　天门冬氨酸氨基转移酶

BP　血压

BUN　尿素氮

Cr　肌酐

C_{Cr}　内生肌酐清除率

CK　肌酸激酶

DBIL　直接胆红素

EST　血沉

FBG　纤维蛋白原

FT_3　血清流离三碘甲状腺原氨酸

FT_4　血清流离甲状腺素

GFR　肾小球滤过率

Hb　血红蛋白

HCT　血细胞比容

HDL　高密度脂蛋白

HR　心率

LDH　乳酸脱氢酶

LDL　低密度脂蛋白

NS　生理盐水

P　脉搏

R　呼吸

PLT　血小板计数

PT　凝血酶原时间

PTA　凝血酶原活动度

RBC　红细胞计数

T　体温

TB　总胆红素

TC　总胆固醇

TG　甘油三酯

TP　总蛋白

TPOAb　抗甲状腺过氧化物酶抗体

TRH　血浆促甲状腺激素释放激素

TSH　促甲状腺激素

TT_3　血清总三碘甲状腺原氨酸

TT_4　血清总甲状腺激素

WBC　白细胞计数

后 记

　　杭州师范大学医学院是国内最早开展护理专门化教育的学校之一,建校早期就拥有自己专门的附属医院供学生进行临床护理技能学习,这使我院护理教育自创立伊始就有着起点高、严格正规、专业系统的特点。长期以来,学院致力于优秀护理人才培养,并因此先后承担卫生部(现为国家卫生和计划生育委员会)和世界卫生组织(WHO)联合规划的中国护理教育改革项目,被列为卫生部全国护理教学改革试点单位,1995年成为联合国计划开发署(UNDP)的护理发展项目师资培训中心,在国内外护理教育界享有很高的声誉。已为全国各省各级医疗单位输送了万余名合格的毕业生,成为各家医疗单位的护理骨干,其中有国际南丁格尔奖获得者、中央领导的保健护士。

　　为适应社会发展对护理人才的需求,强化学生综合能力和创新思维的培养,本学科专业积极更新教学理念,构建了基础护理、临床护理、人文护理和特色社会护理服务4个课程教学模块,组建了护理学基础、健康评估、母婴护理、儿童护理、成人护理、急救护理、危重症护理、形体训练、中医护理、康复护理等实验室,先后形成了"护理学基础""母婴护理""健康促进""老年护理""康复护理"等省市级精品课程。探索改革教学内容,加强师资队伍建设,拓展社会服务功能,2004年成为浙江省社区护士岗位培训中心挂靠单位,2006年获护理学硕士学位授予权,2009年成立浙江省老年护理实训中心,同年获批杭州市特色专业建设,2010年获批省级实验教学示范中心建设,2012年获批浙江省重点学科建设,2015年获批浙江省一流学科建设,从而为杭州师范大学护理学专业在全省乃至全国扩大影响力奠定了良好的基础。

　　为了鼓励教师及时更新教学内容，将最新的学科发展成果融入教材，2015年初组织各个学科方向的一线教师编写以数字化融媒体为特色的《护理学专业创新人才培养系列教材》，并邀请了多位浙江大学的著名专家、教授和浙江大学出版社的专家进行指导，力争出版的教材能很好地反映多年来的教学和科研成果，争取出精品、出名品。现在丛书的首批教材终于付梓出版了，在此我们感谢为该丛书编写和出版付出辛勤劳动的广大教师和出版社的工作人员，并恳请读者和教材使用单位对该丛书提出批评意见和建议，以便今后进一步改正和修订。

2016 年 7 月 20 日

图书在版编目(CIP)数据

内科护理学实训指导 / 孙曙青,洪少华主编. — 杭
州:浙江大学出版社,2016.8(2020.8 重印)
ISBN 978-7-308-16005-6

Ⅰ.①内…　Ⅱ.①孙…　②洪…　Ⅲ.①内科学—护理
学　Ⅳ.①R473.5

中国版本图书馆 CIP 数据核字(2016)第 144745 号

内科护理学实训指导

孙曙青　　洪少华　　主编

策划编辑	阮海潮
责任编辑	阮海潮(ruanhc@zju.edu.cn)
责任校对	林允照　潘晶晶
封面设计	续设计
出版发行	浙江大学出版社
	(杭州天目山路 148 号　邮政编码 310007)
	(网址:http://www.zjupress.com)
排　　版	杭州星云光电图文制作有限公司
印　　刷	虎彩印艺股份有限公司
开　　本	787mm×1092mm　1/16
印　　张	13.5
字　　数	304 千
版 印 次	2016 年 8 月第 1 版　2020 年 8 月第 2 次印刷
书　　号	ISBN 978-7-308-16005-6
定　　价	35.00 元

△ ZHEJIANG UNIVERSITY PRESS 浙江大学出版社

互联网+教育+出版

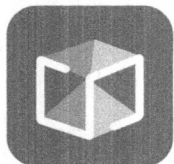

立方书

教育信息化趋势下，课堂教学的创新催生教材的创新，互联网+教育的融合创新，教材呈现全新的表现形式——教材即课堂。

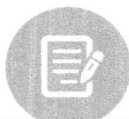 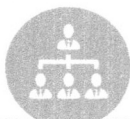 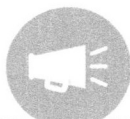 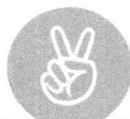 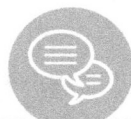

轻松备课　分享资源　发送通知　作业评测　互动讨论

"一本书"带走"一个课堂"　教学改革从"扫一扫"开始

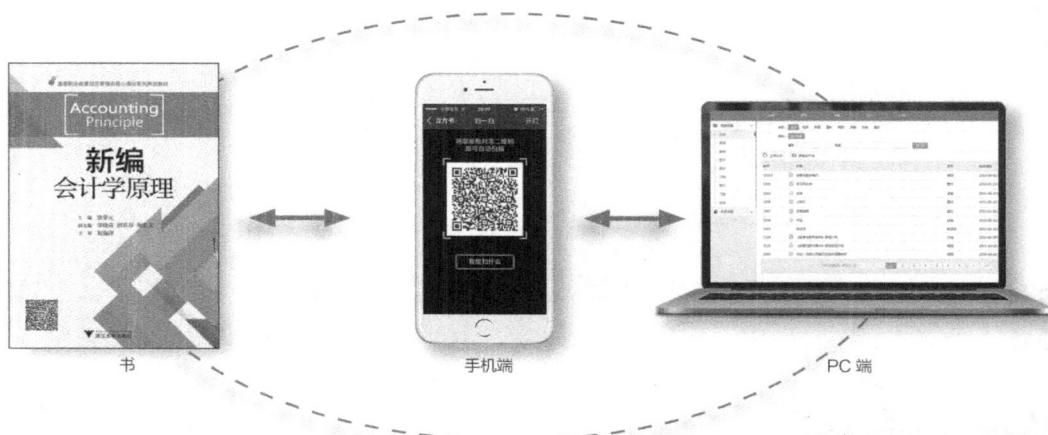

书　　　　　　　　　　手机端　　　　　　　　　　PC 端

打造中国大学课堂新模式

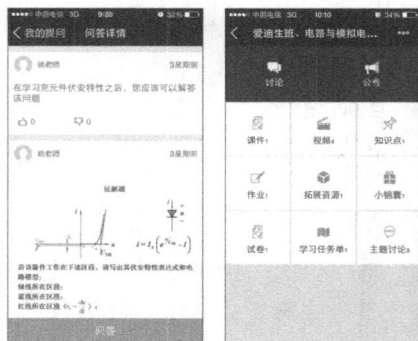

【创新的教学体验】

开课教师可免费申请"立方书"开课，利用本书配套的资源及自己上传的资源进行教学。

【方便的班级管理】

教师可以轻松创建、管理自己的课堂，后台控制简便，可视化操作，一体化管理。

【完善的教学功能】

课程模块、资源内容随心排列，备课、开课，管理学生、发送通知、分享资源、布置和批改作业、组织讨论答疑、开展教学互动。

扫一扫 下载APP

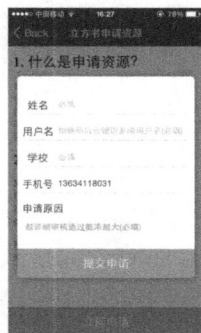

教师开课流程

➡ 在APP内扫描封面二维码，申请资源
➡ 开通教师权限，登录网站
➡ 创建课堂，生成课堂二维码
➡ 学生扫码加入课堂，轻松上课

网站地址：www.lifangshu.com
技术支持：lifangshu2015@126.com；电话：0571-88273329